ワークブック
地域/公衆衛生看護活動事例演習

編集 牛尾 裕子　佐藤 紀子　田村 須賀子

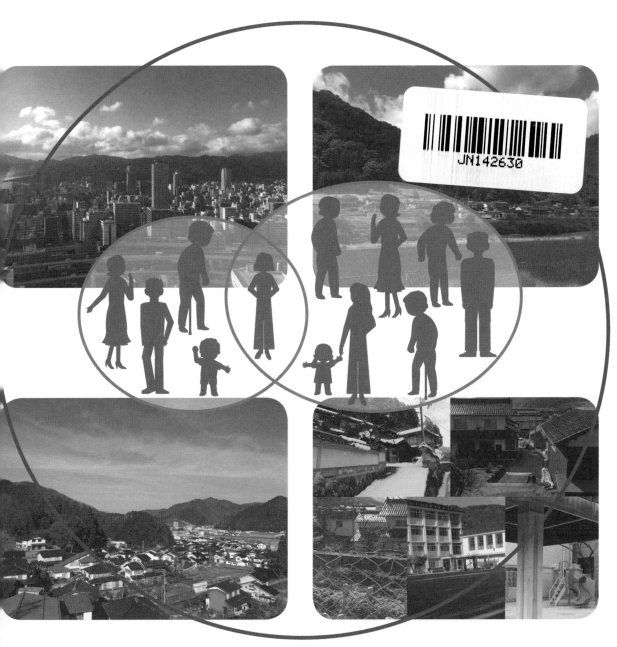

クオリティケア

編集

牛尾　裕子
兵庫県立大学看護学部

佐藤　紀子
千葉県立保健医療大学健康科学部

田村須賀子
富山大学大学院医学薬学研究部

執筆

第1章	牛尾裕子	兵庫県立大学看護学部	准教授	第1章1-5
	佐藤紀子	千葉県立保健医療大学健康科学部	教授	第1章6
第2章	牛尾裕子	兵庫県立大学看護学部	准教授	第2章Ⅰ
	塩見美抄	兵庫県立大学看護学部	准教授	第2章Ⅱ演習課題1, 2
	大澤真奈美	群馬県立県民健康科学大学看護学部	准教授	第2章Ⅱ演習課題3
	嶋澤順子	東京慈恵会医科大学医学部	教授	第2章Ⅴ
	吉田由佳	養父市健康福祉部健康課		第2章Ⅴ（執筆協力）
第3章	田村須賀子	富山大学大学院医学薬学研究部	教授	第3章1-4
	安田貴恵子	長野県看護大学看護学部	教授	第3章5
	山﨑洋子	健康科学大学看護学部	教授	第3章2　演習課題
	城　諒子	富山大学大学院医学薬学研究部	助教	第3章2　演習事例
第4章	牛尾裕子	兵庫県立大学看護学部	准教授	第4章3.4-1)
	松下光子	岐阜県立看護大学看護学部	教授	第4章1
	宮芝智子	神奈川県立保健福祉大学保健福祉学部	教授	第4章2
	安田貴恵子	長野県看護大学看護学部	教授	第4章4-2)

まえがき

　このワークブックは，大学で看護学を学ぶ途上にあり，将来看護師になろうか保健師になろうかまだ決めていない人，または看護師を目指している人，あるいは保健師になると決めている人，すべての学生に，公衆衛生看護のものの見方や考え方を学んでほしい，そのように考えて作りました。

　私たちは長年，大学で地域看護学／公衆衛生看護学の教育に携わる中で，どのようにしたら公衆衛生看護ならではのものの見方・考え方を学生の皆さんに伝えられるのか，試行錯誤してきました。地域看護学／公衆衛生看護学が他の領域の看護学と最も異にする特性は，看護の対象が，個人や家族ではなく，地域／コミュニティであるということです。そして公衆衛生看護を現場で担う保健師は，保健所や保健センター・地域包括支援センター，事業所や健康保健組合，病院・施設・学校などに所属し，さまざまな保健医療職や保健医療職以外の職種，そして看護の対象となる住民とともに働きます。保健師の行動は，一見看護であるとわかりにくい場合があります。保健師の行動が看護であると理解するには，その頭の中を知ることが重要となります。

　ワークブックのなかでは，保健師の頭の中はどう動いているのかを，学生自身が，保健師が地域で実際に出会う事例と向き合い，「保健師であるかのように思考する」プロセスをたどりながら学習します。公衆衛生看護は看護ですから，対象となる一人ひとりと向き合いその人への看護を考えます。そのものの見方・考え方は，他領域の看護と変わりません。しかしながら保健師の対象は地域／コミュニティなので，一人の抱える課題の解決にとどまるわけにはいきません。このひとつの事例に端を発して，地域／コミュニティの健康課題とそれへのアプローチを考えていく，これが公衆衛生看護ならではのものの見方・考え方の根幹となる，私たちはそのように考え，事例をとり入れています。

　看護師であろうと保健師であろうと，あるいは働く場が病院・施設，訪問看護ステーション，行政機関のどこであるかに関わらず，すべての看護職は，看護の対象となる人が，地域社会の中でその人らしい生活・人生を全うするというゴールを目指して支援していく必要があります。そのために地域／コミュニティがどうあったらよいか，公衆衛生看護のものの見方・考え方を用いて考えることで，看護ができることは拡がっていくと考えます。

　このワークブックの最後の章は，ワークブックの基盤としている考え方について書いています。地域看護学・公衆衛生看護学を教える立場にある教員の皆様は，このワークブックを大学教育で活用される際，ぜひご一読いただけたらと思います。

牛尾裕子　佐藤紀子　田村須賀子

目次

ワークブック
地域/公衆衛生看護活動事例演習

第1章 ワークブック作成の意図と使い方　1

1　ワークブックのねらい　1
2　ワークブックの特徴　2
3　地域／公衆衛生看護とは　2
4　地域／公衆衛生看護の方法　4
5　「地区活動」における個別事例　このワークブックにおける考え方　6
6　大学における地域看護学・公衆衛生看護学教育をとりまく状況　7

第2章 地区活動(地域／公衆衛生看護)の展開過程　10

学習目標　12
Ⅰ　演習A　地域診断演習　13
　演習課題1　17
　　ワークシート1　18
　演習課題2　20
　　ワークシート2　21
　演習課題3　25
　　ワークシート3　26
　演習課題4　28
　　ワークシート4　30
　演習課題5　31
　　ワークシート5　32
Ⅱ　演習B　活動計画の立案　35
　演習課題1　36
　演習課題2　36
　　ワークシート6　38
　演習課題3　39
　　ワークシート7　40
Ⅲ　モデル解答例　41
　ワークシート1　42
　ワークシート2　45
　ワークシート3　46
　ワークシート4　47

ワークシート5　　51
　　ワークシート6　　53
　　ワークシート7　　54
Ⅳ　地区資料　　56
Ⅴ　事例解説編　　70
　1．地域概況と保健師活動体制　　70
　2．保健師が「対応が必要」と考えた課題　　70
　　1）これまでの経緯　　70
　　2）現状と課題　　71
　3．課題に対する活動の実際　　71
　　1）活動の目的と目標　　71
　　2）活動の実際　　72
　4．活動の評価　　74
　　1）実施評価　　74
　　2）結果評価　　76
　　3）企画評価　　76
　5　モデル地域での開催後の展開と成果　　77

第3章　地区活動（地域／公衆衛生看護）の手段としての家庭訪問　　80

　1　学習目標　　81
　2　演習課題　　82
　　【事例】　　83
　　ワークシート1（事前学習用）　　92
　　ワークシート2（課題別レポート）　　93
　　最終レポート課題　　95
　3　学習目標に到達するための課題レポート作成ガイド　　96
　4　事例演習における自己評価用学生の到達目標　　98
　　保健師による家庭訪問援助実践事例での学びの評価　　99
　5　演習課題の意図と解説　　100

第4章 ワークブックの基盤となる考え方　104

1　大学における地域／公衆衛生看護の教育のあり方　104
2　学習支援のための評価の考え方　パフォーマンス評価とルーブリック　106
　1）学習支援のための評価　106
　2）パフォーマンス評価とルーブリック　108
3　本書におけるパフォーマンス評価のためのルーブリックの提案　110
4　多様なカリキュラムに対応した演習プログラムの活用　111
　1）地区活動(地域／公衆衛生看護)の展開過程　112
　2）地区活動(地域／公衆衛生看護)の手段としての家庭訪問　114

索引　116

第1章

ワークブック作成の意図と使い方

❶ ワークブックのねらい

　このワークブックは，大学で公衆衛生看護学・地域看護学を学ぶ皆さんに，講義で学んだことを，実際の地域／公衆衛生看護の実践に適用してみる学習に活用していただくためのものです。皆さんは，地域／公衆衛生看護とは何か，地域／公衆衛生看護の実践に必要となる知識や技術はどのようなものかについて，少なくとも概論レベルで学習済みであることを想定しています。

　現実的な看護の実践は，複雑で流動的な状況の中で行われます。保健師の場合は働きかける対象が，複数の個人・家族が，互いにかかわり合い，個人・家族をとりまく社会・環境とも関わり合いながら生活を営んでいる「コミュニティ」になります。ベッドサイドで患者・療養者を対象に提供する看護援助を展開するときよりも，コミュニティを対象にした場合，状況を左右する変数は，多様な社会・環境レベルが重層的複層的に拡がり，無限ともいえるでしょう。したがって保健師の実践は，同じ方法が全く同じ結果をもたらすものはひとつとしてない，つまり常に応用が求められます（ベッドサイドの看護も同様なのですが）。

　看護職は，経験を通して専門職としての実践力を高め続けます。このワークブックでは，保健師の実践の現場に近い状況に身を置き，保健師の立場から演習に取り組むことを求めています。皆さんがこれまで学んだ，看護の対象者・対象集団の特性や健康課題，法律や制度の知識，地域／公衆衛生看護の考え方や基本原則，そして地域診断などのアプローチ法を，現実に近い形で適用して保健師の思考を追体験したり，事例のなかでの保健師の行為の背景となる保健師の判断や意図を深く考察したりするという演習に取り組んでいただきます。このような取り組みは，皆さんが実習に出た時，事前の学習としてはどのようなことが，なぜ必要なのか，現実的な状況の中でどのような情報が重要となるのか，保健師の実践のどこに着眼し，その背景の意味をどのように考えるのかを理解することにつながると考えます。そして，実践に向けて学習した知識や技術を統合すること，皆さんなりの地域／公衆衛生看護の考え方を形づくりはじめることを期待しています。また，卒業後も，専門職として

【コミュニティ】
　日本の保健師基礎教育のテキストでは、「地域」と「コミュニティ」を同義あるいは類似の意味として扱われている。本書においても「地域」は「コミュニティ」と同義とするが、単なる地理的区画の意味との混同を避けるため、「コミュニティ」を用いることとする。WHO地域看護専門委員会[1]は、地域（Community）を、「地理的境界と（または）共通の価値や関心によって決められた社会的集団（Social group）」としている。松原は、コミュニティには、地理的範域性と人々の間の相互作用の二つの意味が含まれる[2]と述べた。保健師の活動対象としてのコミュニティは、何らかの共通の価値・関心を持つ人々で構成された社会的集団であり、行政が定める地理的境界に限らないが、何らかの地理的境界で区切られることが多い。そして、

人々で構成された社会的集団であるコミュニティには、人々の間の相互作用を伴う生活の営みが含まれる。

1) World Health Organization: COMMUNITY HEALTH NURSING Report of WHO Expert Committee, 7, 1974.
2) 松原治郎：コミュニティの社会学（初版），東京大学出版会，25-52，1978.

の自らの実践力を高め続けることができるようになってほしいと願っています。

❷ ワークブックの特徴

　このワークブックは，保健師の実践が行われる具体的な状況や事例を提示し，その状況の中で，皆さんに取り組んでいただきたい演習の課題を提示しています。演習で使用している事例は，実際の保健師の実践を基に作成しています。それぞれの演習の課題には，「唯一の正解」というものはありません。皆さんには，何が正解かを考えるよりも，これまで学習した知識・技術を保健師の実践にとって意味のある知識・技術として使うことに重きをおいて取り組んでいただきたいと考えています。

　演習は，実践の現場ではなく，教室で行われることを想定しています。個人で取り組む方法も，個人で取り組んだことをグループで共有し，討議するという方法も可能です。自宅での個人学習に活用することもできます。

　正解はありませんが，皆さんに学んでほしいポイント，学習目標は提示します。皆さんが演習に取り組む過程において，このような取り組みでよいのだろうか，ここから何を学ぶべきなのか，分からないときに助けになるよう，要所において課題に対する取り組みの例を示して解説します。ですが，あくまでも例ですので，学生の皆さんならではの新鮮な発想で課題に取り組んでいただくことを期待しています。また，取り組みを自己評価し，皆さん自身の学習上の課題を振り返ることができる仕組みも提供します。

❸ 地域／公衆衛生看護とは

　平山は，「公衆衛生看護活動とは，公衆衛生の目的のために，看護専門職の技術を適用してつくり出す看護専門職固有の活動である」としています[1]。つまり公衆衛生看護を理解する上では，「公衆衛生とは」「看護とは」「看護の専門的知識・技術とは」についての理解が前提となります。公衆衛生看護の専門性は，「集団に焦点をあてること（population-focused）」「地域志向であること（community-oriented）」「介入はcommunityあるいは集団レベルで行われる」とされています[2]。

　日本における公衆衛生看護は，保健師という国家資格のもとで，特に地方自治体の保健所や保健センター等に所属する保健師が，活動を通して実践的な知識と技術を蓄積してきました。地方自治体に所属する保健師は，歴史的に，一定の地理的区画内に住むすべての人からなる人口集団を受け持つ体制，いわゆる地区担当制をとってきました。平山は，日本の保健師活動では受け持ち地区制を公衆衛生の理念を地域の隅々にま

で浸透させるための活動体制として用いてきた[3]と述べています。つまり，一定の地理的区画を受け持つという保健師の活動体制は，公衆衛生看護の「集団に焦点を当て，コミュニティを志向し，集団あるいはコミュニティレベルで介入する」という特質を具現化する，理想的な活動体制であったと考えることができます。日本において，地区（あるいは特定集団）に責任を持って展開する活動は，地区活動と称され，地区活動は「保健師の使命を果たす最適な手法」と言われています[4]。

そこで，このワークブックでは，地方自治体に所属する保健師の「地区活動」を教材として，地域／公衆衛生看護の実践の原理と方法論を学習することを意図して作成しました。

【地域／公衆衛生看護】

本書では，「公衆衛生看護」と「地域／公衆衛生看護」を同じ意味として用いている。近年の日本では，公衆衛生看護学と地域看護学を区別しようとする議論があるが[1〜3]，ここでは米国の動向を紹介する。1980年代の米国では，「地域看護（community health nursing）」と「公衆衛生看護（public health nursing）」は，同等の意味で用いられ，「集団に焦点を当てた地域志向の看護実践（population-focused, community-oriented nursing practice）」と「地域を基盤にした実践（community-based practice）」の両者を意味していた[4]。1990年代以降は，「公衆衛生看護（public health nursing）」と「地域を基盤にした実践（community-based practice）」を明確に区別するようになった。1999年 ANA（アメリカ看護師協会）は，主要な地域看護の3団体，APHA（アメリカ公衆衛生協会公衆衛生看護部門），ACHNE（地域看護学教育者協会），APHN（州・準州看護指導者会）と連合協議会（Quad Council of Public Health Nursing Organizations）を組織し，『Scope and Standards of Public Health Nursing Practice』を発表した[5]。この中で公衆衛生看護は「健康の増進，疾病と障害の予防，およびすべての人々が健康になることができる状態を創造する，集団に焦点をあてた（population focused）実践である」と定義し，以降，集団に焦点を当てた実践（population focused practice）は，個人（individuals）を対象とした他の看護専門領域との対比において，最も主要な特質とされるようになった。ついで ACHNE（地域看護学教育者協会）は，2009年，「看護学士レベルの教育は，地域／公衆衛生看護（Community/Public Health Nursing）の専門的な実践にとって，最低必要要件である」とし，入門レベルの教育に必要となる専門職としての価値・信念に，「地域・集団を対象とする（Community/Population as Client）」をあげた。本書は大学で看護学を学ぶ学生を主な読者に想定しており，看護学士（大学）レベルの教育には，公衆衛生看護学（public health nursing）を含める必要があると考えている。大学レベルの教育に必要な公衆衛生看護学は保健師の入門レベルの教育であると考え，ACHNE（地域看護学教育者協会）の用語を参照し，本書では，地域／公衆衛生看護を用いることとした。

1) 宇座美代子，安斎由貴子，阿久津雅子他．公衆衛生看護学とは−その概念−，日本地域看護学会誌，14（1），2011，14-16．
2) 平成21〜23年度日本地域看護学会教育委員会．地域看護学と公衆衛生看護学の定義に関する資料，日本地域看護学会誌，16（2），2013，76-80．
3) 平成24〜26年度日本地域看護学会地域看護学学術委員会．地域看護学の定義について，日本地域看護学会誌，17（2），75-83，2014．
4) Williams, C. A., Population-focused practice the foundation of specialization in public health nursing. Public Health Nursing. Stanhope, M., Lancaster, J. ed. Elsevier. 2012. 4-21.
5) Quad Council of Public Health Nursing Organizations. Scope and Standards of Public Health Nursing Practice, American nurses association. 1999. revised 2005. 2007.
6) Education committee of the association of community health nurse educators. Essentials of Baccalaureate Nursing Education for Entry-Level Community/Public Health Nursing. Public Health Nursing. 27（4）. 2010. 371-382.

❹ 地域／公衆衛生看護の方法

　ベッドサイドの看護は，食事介助や栄養状態の査定などの食事援助技術，バイタルサインの観察などの症状管理技術が用いられ，これらを駆使して患者を対象とした看護実践を展開します。その対象がコミュニティとなったとき，「集団に焦点を当て，コミュニティを志向し，集団あるいはコミュニティレベルで介入する」地域／公衆衛生看護では，どのような方法が用いられるのでしょう。

　地域／公衆衛生看護は，「特定集団や地域住民全体を含む，地域生活集団を対象に，疾病・障害の予防，健康の維持増進に焦点をあて」ます。そして「個人，家族，集団のそれぞれに個別に関わるとともに，プログラムづくり，体制づくりなど個別の健康によい影響を及ぼすしくみづくり」に関わります[3]。つまり，個人，家族，集団レベルで人々に直接働きかける方法を用いながら，人々の健康によい影響を及ぼすしくみ（ヘルスケアのしくみ）をつくる活動を展開するということです。ここでいうヘルスケアとは，保健・医療にとどまりません。ヘルスプロモーションに関するオタワ憲章では，ヘルスサービスのニーズは幅広いものであり，ニーズを支援するためには，保健部門にとどまるのではなく，社会，政治，経済，物理的環境に関わる部門と協働していくことが重要であるとしています。

　人々に直接働きかけるとともに，ヘルスケアのしくみをつくる，このことから，公衆衛生看護の方法は，個人・家族・集団に直接働きかける方法と，コミュニティにおいてヘルスケアのしくみをつくる方法という二つの切り口から説明することができます（図1）。人々に直接働きか

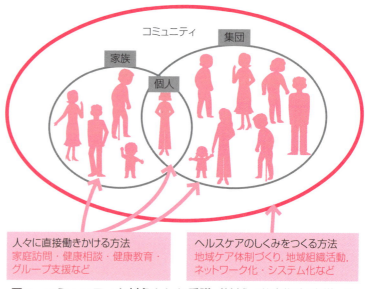

図1　コミュニティを対象とした看護（地域／公衆衛生看護）の方法

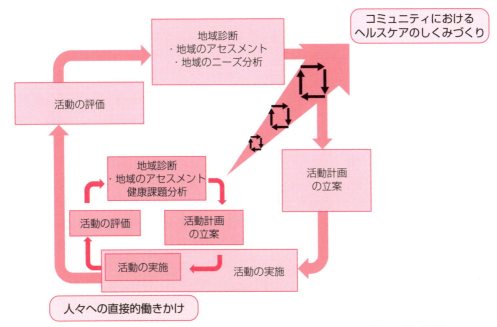

図2 コミュニティを対象とした看護（地域／公衆衛生看護）の実践過程

ける方法としては，家庭訪問，健康相談，健康教育，グループ支援などの方法があげられます。一方，地域においてヘルスケアのしくみをつくる方法としては，地域ケア体制づくり，地域組織活動，ネットワーク化・システム化などの表現で説明されます。

コミュニティアズパートナーモデルは，Elizabeth Anderson らが，看護職を対象に地域看護実践を教育するために，Betty Neuman のヘルスケアシステムモデルを適用し，公衆衛生と看護の統合モデルとして提案したものです[5]。このモデルの特徴は，対象であるコミュニティのアセスメントと，コミュニティを対象とした看護過程，すなわちアセスメント→分析→地域診断→計画立案→介入→評価が，明示されている点にあります[6]。コミュニティが看護の対象となっても，個人を対象とした看護と同様，看護の展開過程，すなわち，アセスメント，計画立案，実施，評価，評価に基づくアセスメントの修正，新たな計画の立案と，繰り返される看護実践の展開過程があります。コミュニティが，家族・集団を構成する生活を営む人々であることを考えると，この看護過程は，個人・家族，集団の重層的なレベルで展開されていくことになります。そしてそのような複数のレベルでの看護過程を繰り返しながら，コミュニティにおけるヘルスケアのしくみを作り上げていくことになります（図2）。

先に述べたとおり，このワークブックでは，地方自治体に所属する保健師が対象「地区」あるいは「コミュニティ」に責任を持って展開する活動である「地区活動」を教材として，地域／公衆衛生看護実践の原理と方法論を学習することをねらいとしています。そのため，コミュニティ

のアセスメントから始まる実践過程を主軸に構成します。コミュニティを対象とした実践では、人々に直接働きかける方法「家庭訪問」等とコミュニティにヘルスケアのしくみをつくる方法「地域ケアシステムづくり」が組み合わされて展開されます。保健師が用いる様々な方法は皆さんが学んだテキストにあるとおり、幅広いものです。しかしながら最も重要なことは、それらの方法を用いて、コミュニティ（地域）の健康課題の解決に向かうことです。その明確な方向性をともなわず、各方法を習得すること、そして実践現場において各方法を実施することが先行してしまっては、コミュニティに対する地域／公衆衛生看護の使命を果たすことはできません。

このような考え方から、このワークブックでは個々の方法の1つひとつを学習するよりも、それらの方法を組み合わせ、いかにして「地区活動」すなわち地域／公衆衛生看護の実践を創り出していくのかを学習します。そのような学習は、実習に出た時に、目の前で展開されている個々の方法が、どのようにコミュニティ（地域）の健康増進やコミュニティの健康課題の解決につながっているかを、理解することを助けると考えます。

本ワークブックでは、「地区活動」すなわち地域看護・公衆衛生看護の実践を学ぶための学習項目として、1「地区活動」（地域／公衆衛生看護）の展開過程、2「地区活動」（地域／公衆衛生看護）の手段としての家庭訪問をとりあげました。1「地区活動」（地域／公衆衛生看護）の展開過程では、コミュニティを対象とした看護の展開過程について、対象コミュニティのアセスメントを起点とし、健康課題に基づいた計画立案・実施・評価を学習します。2「地区活動」（地域／公衆衛生看護）の手段としての個別支援では、人々に直接働きかける方法の一つである「家庭訪問」をコミュニティに働きかける個別支援の方法として学習します。

❺「地区活動」における個別事例　このワークブックにおける考え方

健康の社会的決定要因（Social Determinants of Health[7]）とは、健康水準に強い影響を与える社会的な要因、例えば貧困や環境、労働条件や失業などです。人々が病に罹り、障害を持ちながら生活することになったり、孤独な死に至ってしまったりする、その原因は、病をもたらした病原体にのみあるのではない、なぜ病に罹ったのか、なぜ障害で苦しみながら生きていくことになったのか、その「原因の原因 cause of cause」、より「上流 upstream」にある原因（root cause）にアプローチすることが、健康格差を是正していくために重要であると言われています[8]。

看護職である保健師は専門的実践家です。看護の専門性を基盤とする

強みは，人々に対し看護の実践を通して，その人の健康を左右する社会的決定要因を見いだすことができるところにあります。皆さんには目の前の住民の抱える健康問題の背景に，どのような健康の社会的決定要因があるのか，それを見いだす力を磨いていただきたいと考えています。そのようなとらえ方が，その地域の健康課題を見いだし，解決のためのアプローチを見いだす道しるべとなります。

　皆さんが地域に出た時実際に出会う事例は，教科書に書かれたような答えが明確な事例ではありません。個々様々の状況を抱え，それぞれの思いを持つ一人ひとりです。その一人ひとりに真剣に向き合い，関心を寄せること，その人の健康と地域での生活の営みとその地域にある資源を結び付け，ヘルスニーズを見いだしていくこと，さらにそこから背景にある地域の健康課題に考えをめぐらせることができること，これがコミュニティを対象に展開する看護活動の質を決定すると考えています。事例と真剣に向き合った時，学んだ知識の意味についてより一層理解が深まるでしょう。このワークブックでは，皆さんに，そのような学び方を期待しています。

6 大学における地域看護学・公衆衛生看護学教育をとりまく状況

　看護師，保健師，助産師に関わる教育は，保健師助産師看護師学校養成所指定規則に基づいています。その教育カリキュラムは，時代の社会情勢や健康ニーズに対応させるため，何度も改正が行われてきています。

　1989（平成元）年の改正では，保健師教育課程に「公衆衛生看護学」が位置付けられ，疫学，健康管理論，保健福祉行政論を併せた4本柱が教育内容となりました。

　1996（平成8）年の改正では，高齢化社会が進行し在宅ケアニーズが増大してきたことを踏まえ，看護基礎教育課程に在宅看護論が新設されました。これまで，保健師教育のなかで教授されていた生活者への支援，家庭を基盤に行う看護が看護基礎教育のなかに位置づけられたといえます。同時に保健師教育課程のほうは，「公衆衛生看護学」に代わって「地域看護学」が採用されました。この当時の看護系4年制大学は，看護師と保健師の養成教育を統合した，いわゆる「統合カリキュラム」として，医学的知識中心の教授ではなく，生活の側面からも看護の対象を捉えた全人的な体系で看護学を教授しようと志向していました。その後，社会や保健医療を取り巻く環境は変化し，複雑化・多様化する人々のニーズに応える人材育成の必要から，2009（平成21）年7月に保助看法が改正されました。保健師の受験資格に必要な教育年限は「6か月以上」から「1年以上」になり，新たな就業年限にふさわしい教育内容が検討されました。そして，保健師の役割と専門性をより明確化する観点から，「地

域看護学」の名称を「公衆衛生看護学」に改めました。

　また，文部科学省では，「大学における看護系人材養成の在り方に関する検討会」での検討を踏まえ，各大学は，看護師教育のみの教育課程とするのか，保健師教育を含めた教育課程とするのか，あるいは希望する学生が保健師教育を選択できるようにするのか，大学独自の教育理念や目標に基づいて選択できるようになりました。

　これ以降，保健師教育は多様化し，2016（平成28）年4月現在では，保健師教育を行う大学のうち，約9割が選択制となりました[9]。

　つまり，看護学基礎教育では，必ずしも地域看護学・公衆衛生看護学を履修しているわけではないということになりました。地域看護学は，本来看護師として基盤となる対象者の生活者としての理解を促し，地域に存在する専門職や住民との連携協働，地域資源の適用と創造などを教授する基本的な科目といえます。しかし，看護基礎教育での地域看護学の位置づけが明確とは言えず，「地域看護学」という科目があっても，多くの大学では，保健師課程の科目になっているといえます。

　また，わが国においては，「地域看護学」「公衆衛生看護学」「在宅看護学」の各々の定義や教育内容も明確とはいえません。日本地域看護学会では，「地域看護学」は，「公衆衛生看護学」「在宅看護学」「産業看護学」「学校保健学」が範疇とする内容を含むとしていますが，教育現場では，混同が見受けられます。よって，本ワークブックでは，「地域看護学」「公衆衛生看護学」の名称にこだわるのではなく，地域／公衆衛生看護と並列で記載し，そこに含まれる理念や方法の特徴を明確に記載しています。

　折しも，少子高齢社会を迎えたわが国においては，地域医療構想に基づく医療提供体制の構築と地域包括ケアシステムの構築が喫緊の課題となり，地域志向性の看護が求められております。2017（平成29）年10月には，こうした社会の変遷に対応するため，「看護学教育モデル・コア・カリキュラム」が策定されたところです。

　地域包括ケア時代の看護に必要なことは，看護の対象者に直接的に看護を提供することにとどまらず，対象者への看護をとおして地域に必要なケア資源や人材を見出し，必要に応じて創造していく実践力といえます。

　本ワークブックは，保健師教育における実践力向上を目指すことを目的に作成しましたが，今後の社会ニーズに対応できる看護機能の充実に向かう教育教材としても多いに活用できるものと考えます。

● 引用・参考文献

1) 平山朝子(1999)：公衆衛生看護とは何か，平山朝子・宮地文子編：第3版公衆衛生看護学体系第1巻，公衆衛生看護学総論1，日本看護協会出版会，p22-23.
2) Williams, C. A.(2012)：Population-focused practice the foundation of specialization in public health nursing, In Stanhope, M.; Lancaster, J. ed. Public Health Nursing 8th ed., Elsevier, p4-21.
3) 宮崎美砂子・平山朝子(2010)：公衆衛生看護とは何か，宮崎美砂子・北山三津子・春山早苗・田村須賀子編：第2版最新公衆衛生看護学総論，日本看護協会出版会，p2-23.
4) 地区活動のあり方とその推進体制に関する検討会(2009)：平成20年度地域保健総合推進事業地区活動のあり方とその推進体制に関する検討会報告書，p9-11.
5) Anderson E. T., McFarlane J., Helton A.(1986)：Community-As-Client: A Model for Practice, NURISNG OUTLOOK, 34(5), 220-224.
6) Anderson E. T., McFarlane J.(2011)：Community Assessment Using A Model for Practice, Community as Partner Theory and Practice in Nursing (Anderson E. T., McFarlane J. eds), 6th ed., Lippincott Williams & Wilkins, 170-214.
7) World Health Organization Regional Office for Europe(2003)：Social Determinants of Health the Solid Fact(Wilkinson R., Michael M. ed.)second ed. World Health Organization.
8) 近藤克則(2010)：健康の社会的決定要因(1)「健康の社会的決定要因」と健康格差を巡る動向，日本公衆衛生雑誌，57(4), 316-319.
9) 文部科学省医学教育課：看護系大学の現状と課題，http://www.janpu.or.jp/wp/wp-content/uploads/2018/06/monbukagakusyou20180618.pdf(2018年11月6日)
10) 島内憲夫・鈴木美奈子(2013)：21世紀の健康戦略シリーズ1・2ヘルスプロモーション〜WHOオタワ憲章，垣内出版.

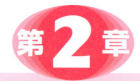

「地区活動（地域／公衆衛生看護）」の展開過程

　ベッドサイドで一人の患者を対象に看護過程を展開するのと同じように，地域／公衆衛生看護ではコミュニティを対象に看護過程を展開します。

　対象とするそのコミュニティの範囲・大きさは，ある市の最小単位の行政区の場合もあれば，ある町の全域，あるいは複数の市町村にまたがる場合もあります。産業保健では所属する事業所などとなり，学校保健では学校単位となります。そのようなコミュニティは，隅々までをはっきりとその目で見て把握できるというものではありません。そのため，コミュニティを対象に看護過程を展開するとはどういうことなのか，それは学生の皆さんには想像がつきにくいことだと思います。

　この章では，保健師がコミュニティを対象にどのように看護過程を展開していくのか，保健師の思考が辿るプロセスを，具体的な「地区活動（地域／公衆衛生看護活動）」の状況設定を通して体験的に学習します。

　この章では，二つの演習で構成します。いずれも，ある市の地域包括支援センターの保健師の立場で取り組むという状況を設定しています。

本章の内容構成	「地区活動」の展開過程
演習A　地域診断 地域アセスメント（地域の健康課題の分析）による保健師が取り組む課題の明確化 　（課題1）　事例の背景の社会的要因は？ 　（課題2・3）重要となる地域の情報は？ 　（課題4）　地域の情報整理 　（課題5）　保健師が取り組むべき課題・戦略とその根拠	地域診断 地域のアセスメント（地域の健康課題の分析）による保健師が取り組む課題の明確化
演習B　活動計画の立案 「地区活動」の一環としての一事業の計画立案	活動計画の立案
事例解説編 活動の実施・評価の実際	活動の実施
	活動の評価

「地区活動」の展開過程と演習との対応

演習1は「地域診断」の演習です。地域アセスメントにより，保健師が取り組む課題の明確化に取り組みます。演習2は，「保健事業計画立案」演習です。地域包括支援センター保健師による「地区活動（地域／公衆衛生看護活動）」の一環として，ひとつの事業の計画立案に取り組みます。最後に「地区活動（地域／公衆衛生看護活動）」の実施・評価について，実際の事例を用いて解説します。

　各演習の学習目標と演習課題との関係を，次頁に示します。

第2章 「地区活動（地域／公衆衛生看護）」の展開過程

学習目標

演習	学習目標	目標に対する評価ポイント	演習課題番号（ワークシート番号）
演習A 地域診断演習	1 個別事例の情報から地域の健康課題を明確にするうえで重要な情報を抽出し、それらの情報を関連づけることができる。	□地域での生活，生活する人をリアルにイメージし，そのあり方に関心を寄せ，看護職の立場から着目すべき点を見いだせるか。 □学習済みの知識を想起し，生活する人の立場から，社会資源の利用の意味を考え，事例に起こっていることと関連付けることができるか。 □個人の問題あるいは家族の問題に終始せず，とりまく社会的環境との関連で重要な情報を見いだすことができるか。	課題1（ワークシート1） 課題2（ワークシート2） 課題3（ワークシート3）
	2 地域の健康課題を明確にするために，提供された地域の情報から重要な情報を抽出・整理し，意味づけることができる。	□教材で設定された地域での人々の生活を具体的にイメージしているか。 □学習済みの社会資源の知識を想起し，情報の解釈に用いることができているか。 □根拠をもって他者にわかりやすく考えを説明しているか（事例とのつながり，量的データの解釈）。 □学習済みの公衆衛生看護の理念・原理原則が情報の意味づけに反映されているか。	課題4（ワークシート4）
	3 整理した情報から，保健師の立場で取り組むべき課題と解決のための戦略を，根拠をもって説明することができる。	□教材で設定された地域での人々の生活を具体的にイメージしているか。 □学習済みの社会資源の知識を想起し，解決のための戦略の検討に活かしているか。 □根拠をもって他者にわかりやすく考えを説明しているか（地域特性・地域の健康課題とのつながり）。 □学習済みの公衆衛生看護の理念・原理原則が考えに反映されているか。	課題5（ワークシート5）
演習B 保健事業計画立案演習	1 長期目標，短期目標を明示できる。	□対象集団の課題が解決された姿を長期目標として明示できているか。 □年度内に到達可能な状態が具体的に短期目標として明示できているか。 □個・集団・地域の各レベルでの成果が予測できているか。	課題1（ワークシート6）
	2 活動内容が明示できる。	□公衆衛生看護の理念・原理原則（予防重視，住民主体，健康格差是正，協働，継続性等）を具現化する内容になっているか。 □対象特性を考慮した内容になっているか。 □5W1Hで具体的に計画できているか。	課題2（ワークシート6）
	3 活動評価計画を明示できる。	□（企画評価として）活動の企画について、「評価指標」「評価方法」が明示できているか。 □（実施評価として）活動の実施プロセスついて、「評価指標」「評価方法」評価するか明示できているか。 □（結果評価として）実施した活動の効果について、「評価指標」「評価方法」が明示できているか。	課題3（ワークシート7）

I　演習 A　地域診断演習

　この演習では，ある市の地域包括支援センターの保健師の立場で課題にとりくみます。その保健師が関わりを持った高齢者が，後に自死に至ったことをくやみ，このようなケースを二度と出さないための取り組みを考えていくプロセスをたどります。
　以下に事例と経過を示しますので，よく読んで次に示す課題に取り組んでください。

　X保健師は，Z市の地域包括支援センターに勤務する保健師です。もとはZ市の保健部門に勤務しており，地域包括支援センターに異動となりました。Z市保健師として15年，地域包括支援センターに異動になって3年目です。

● X保健師が出会ったある高齢者の事例

　79歳男性。妻とは2年前に死別した。A氏は，3年前まではB地域U地区の高年クラブ会長としてリーダー的な存在だった。A氏が居住するB地域U地区で行われているミニデイサービスに来ていたが，欠席が続いたことをZ市社会福祉協議会職員より連絡を受け，地域包括支援センターのX保健師が電話連絡をしてみると，脳梗塞を発症し入院していることが分かった。
　退院を把握し，現状把握と今後の支援の方向性の検討のため，退院10日後に訪問し，本人とのみ面接した。家族は不在であった。
　軽度の言語障害があり，右側上下肢に軽度の麻痺が残っていたが，自立歩行は可能なレベルまで回復していた。ミニデイサービスにまた出てくるように誘ったが，「いいよいいよ」とやんわりと拒否を示した。
　自宅は山間部の集落U地区の大きな一軒家で，農協に勤める息子とその妻の3人で同居していた。息子の妻は，小さな会社で経理のパートをしている。孫が一人いるが，現在は大学生で都市部に暮らしている。
　冬に脳梗塞を起こし，春になってから退院した。退院後も，息子の妻の送迎で，月2回受診し，半年間リハビリを受ける予定と語った。
　X保健師は，元気なころは教室ではリーダー的な存在であったので，軽度の障害を残した姿で教室に来るのが嫌に思う気持ちがあるのかと本人の思いを推測し，家族による受診の協力も得られていると判断し，病院のリハビリテーションが終了するころまで，しばらく様子をみることにした。
　半年後，そろそろ連絡をしようと思った矢先に，同じ教室に来ている集落の人から，亡くなった，自死だったと連絡が入った。驚いて訪問し，息子妻と面接した。リハビリには2か月くらい通ったが，送迎への遠慮か，誘っても「いいよ，いいよ」と断るようになり，家に

閉じこもるようになっていた。食事も自室でとり、自室からほとんど出ない生活で、どう声をかけたらいいのか私も夫も困っていたと言葉少なに語った。

同じ教室に来ている集落の人の話では、
・最近ほとんど見かけず、気になっていたが、以前の、リーダー的存在であったA氏を考えると「出ておいで」とは声をかけにくかった。
・すっかり変わってしまったA氏の様子に困惑し、声をかけてよいかどうかわからなかった。
・リハビリに出かけていく姿もみかけなくなっていた。

B地域の民生委員からは、A氏が少々のことは自分が我慢をするタイプで、家族にも同じように他人に頼らないように求めたのではないかと語った。

「地域包括支援センター」
介護保険法第115条の46に基づき、市町村が設置する機関。2005年の介護保険法の改正で制定された。高齢者の相談支援、虐待の早期発見・防止、介護予防マネジメント等、必要な援助を行うことにより、その保健医療の向上及び福祉の増進を包括的に支援することを目的としている。保健師、主任介護支援専門員、社会福祉士の3専門職種またはこれに準ずる職種を配置することとなっている。

「社会福祉協議会」
民間の社会福祉活動を推進することを目的とした営利を目的としない民間組織。社会福祉法に基づき、設置されている。民生委員・児童委員、社会福祉法人・福祉施設等の社会福祉関係者、保健・医療・教育など関係機関の参加・協力のもと、地域の人びとが住み慣れたまちで安心して生活することのできる「福祉のまちづくり」の実現をめざしたさまざまな活動をおこなっている。

「民生委員」
民生委員法に基づき、地域社会の福祉を増進することを目的として市町村の区域におかれている民間奉仕者。職務は①住民の生活状態を必要に応じ適切に把握しておくこと、②援助を必要とする者の相談に応じ、助言や援助を行うこと、③援助を要するものが福祉サービスを適切に利用するための必要な情報の提供と援助を行うこと、④社会福祉に関する活動を行う者と連携し、その活動を支援すること、⑤関係行政機関の業務に協力することなどである。

Z市の概要（69ページの地図参照）

　2005年に，旧A町，旧B町，旧C町，旧D町の4町の合併により誕生した。人口は約3万5千人。山間地域に位置し，県都より鉄道または高速道路を利用して約2時間を要する。新市は南北約32 km，東西約24 kmの範囲に広がり，総面積は402.98平方キロメートルで，市域の約8割を森林が占める。気候は日本海型で，一般に多雨多湿，冬季は大陸から季節風が吹き，積雪も多い。

　かつての基幹産業は，水稲，養蚕を中心とした農業，木炭，素材を中心とした林業であったが，農業の多様化，木材価格の低迷，後継者不足等で年々下降線をたどっており，第2次・3次産業へと転換してきた。産業別での構成比を20年前と比較すると，第1次産業が14.2％から7.9％に減少する一方で，第3次産業が51.7％から58.9％と増加しており，今日の地域産業は，観光業などのサービス業と卸小売業，製造業で支えられているが，就業者数は減少しつつある。

　地域の特色ある産業は，現在主なものとして鉱業，自然資源を活用した観光がある。豊かな自然を利用して，夏はキャンプやレジャー，冬はスキーやスノーボード等の観光産業が発達している。高速道路の開通により日帰り旅行が増えたため，滞在客（宿泊客）の割合が少なくなっており，産業規模は縮小している。

　市の交通の主要部である北東部地域では，商業，工業が発達してきたが，特に商業は，近隣まで延伸した高速道路，大型店舗進出により，地域の商店は減少している。工業については，極めて小規模な事業所が多い。ただし，廃校となった小学校校舎を活用した企業誘致の実施により成果を上げつつある。

　市の主な交通機関は，Z市内を縦断する鉄道とバスであるが，鉄道もバスも1時間に一本程度である。市中心部から市内主要地域へのバスは1日4本で，他の地域へは週に数回コミュニティバスが運行している。住民の主な移動手段は車である。市内は，市役所まで車で30分以上かかる地域もある。車に乗れない高齢者の移動手段が今後の課題である。

　保健活動体制については，市職員として保健師が16名在籍しており，健康課には11名，介護保険，障害福祉，児童福祉部門に各1名，市直営の地域包括支援センターには，2名配置されている。すべての部署は，B地域（59ページの地図参照）の市役所内にある。健康課の11名の保健師は，母子保健業務と成人保健業務担当に分かれ，その中でさらに地区担当制をとっている。

　地域包括支援センター職員は，センター長，事務員1名，保健師2名，社会福祉士1名，主任介護支援専門員1名の計6名である。地域に3か所のブランチをもち，各箇所看護師と社会福祉主事（もしくは介護支援専門員）の2名が相談員として配置されている。地域包括支援センター保健師の地区分担は，Z市を4つの生活圏域（旧町4地域）に分け，地域包括支援センターとブランチの所在するそれぞれの地域の生活圏域を保健師及びブランチの看護師で分担している。

保健師配置部署の主な業務

部署名	業務内容
健康課	健康づくり事業，母子保健事業，精神保健事業
児童福祉課	児童虐待に関する相談，子育てネットワークに関すること　子育て世代包括支援センターに関すること
障害福祉課	身体・知的・精神障害に関する相談　障害者総合支援法に基づく給付や事業に関すること
介護保険課	介護保険認定調査，介護保険認定審査会に関すること，地域包括支援センター運営協議会の開催
地域包括支援センター	高齢者総合相談支援・権利擁護，介護予防ケアマネジメント事業，介護予防推進，介護予防・生活支援サービスに関すること，地域ケア会議の企画・運営

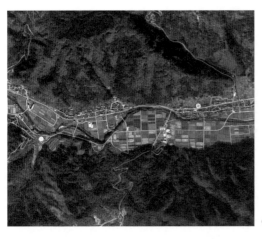

山の合間に集落が点在する地域
©2018 Google　画像 ©2018 Digital Earth Technology

第2章 「地区活動(地域/公衆衛生看護)」の展開過程

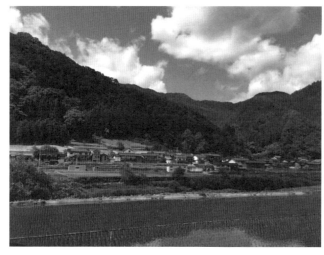

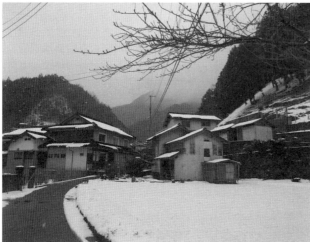

地域のようすを
示す写真。
夏と冬景色

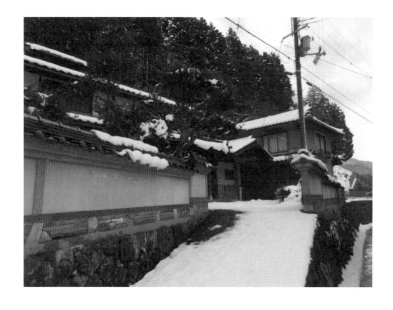

X保健師は，訪問時の判断とその後半年間連絡をとらなかったことを，悔やみ，このようなことが二度と起こらないように，保健師活動を考えなければならないと強く思いました。

事例の背景にどのような社会的要因が関係しているのかを考えてみよう

演習課題1 A氏はなぜ自死してしまったのか？ 事例をよく読み，気になった箇所にアンダーラインを引きましょう。気になった箇所は，A氏の自殺とどのように関連していたか，図で示してみましょう。そこにはどのような人々や機関が関わるのか。図に書き加えてみましょう。
図を用いて，A氏の自死はどのようにして起こったか説明してみましょう（ワークシート1）。

学習目標	目標に対する評価ポイント
1 個別事例の情報から地域の健康課題を明確にするうえで重要な情報を抽出し，それらの情報を関連づけることができる。	□地域での生活，生活する人をリアルにイメージし，そのあり方に関心を寄せ，看護職の立場から着目すべき点を見いだせるか。 □学習済みの知識を想起し，生活する人の立場から，社会資源の利用の意味を考え，事例に起こっていることと関連付けることができるか。 □個人の問題あるいは家族の問題に終始せず，とりまく社会的環境との関連で重要な情報を見いだすことができるか。

12ページ参照。

この事例の結末はA氏が自死してしまったことです。
それではなぜA氏は自死してしまったのでしょうか。
この演習課題に取り組む際に，次のような問いについて考えてみましょう。

「自室からほとんど出ない生活」がA氏の心理状態を悪化させてしまったのでしょうか？
どうしてそのような生活になっていったのでしょうか？
家族はどのように考えて，どのような対処をしていたのでしょうか？
なぜそうしていたのでしょうか？
他に関わりを持っていた人々や機関はありませんか？
どのような関わりを持っていましたか？
なぜこのような事態に至ることを，未然に防ぐことができなかったのでしょうか？

「なぜ？」「ではなぜ？」というようにその原因，さらにその原因をたどっていってみましょう。それらの原因を結ぶ線は，単純に一つの方向には向かわないでしょう。
そこにはどのような人々・機関が関わっているのでしょうか。
関連する事柄，そこに関わる人々や機関を書き加えてみましょう。
そして線でつないだり，関連する方向を矢印で示したりしてみましょう。

原因は決して一つではなく，またそれに関わる人々も，本人や家族にとどまらないということに気づきませんか？ そこには，このような事例を二度とださないための，この地域に住む人々の健康にかかわるしくみづくりのために，どのような情報がもっと必要なのか，を考えるヒントがあります。
地域／公衆衛生看護では，一人ひとりへの支援にとどまらず，人々の健康に良い影響を及ぼすしくみづくりに関わるのだということを思い出しましょう。

第2章 「地区活動（地域／公衆衛生看護）」の展開過程

ワークシート1

A氏の自死はなぜ起こったのか？「原因」の「原因」とそれに関連する人々を図示してみましょう。

　　　　　　　　　　　　　　　　　　　　　A氏の自死

上記の図を用いて，A氏の自死はどのようにして起こったのか，説明してみましょう。

自分の解答と解答の例示（P.42〜44）を比べながら，学習目標に対して自己評価し，自身の課題を振り返りましょう。

・地域での生活，生活する人をリアルにイメージし，そのあり方に関心を寄せ，看護職の立場から着目すべき点を見いだせるか。

　自殺に至る心理状態や閉じこもりの生活となった経緯とA氏の疾患や障害との関連を考えることができていましたか？　A氏はどんな思いを持っていたのか，家族や地域住民との関係性など，A氏と家族の地域生活を思い描いていましたか？

・学習済みの知識を想起し，生活する人の立場から，社会資源の利用の意味を考え，事例に起こっていることと関連付けることができるか。

　介護保険制度の目的，内容はどのようなものでしたか？　地域包括支援センターの役割，事業を利用できる対象は何でしたか？　どのような事業を実施しており，誰が利用できるのか？　既に学習済みの知識を想起しながら，考えることができましたか？

・個人の問題あるいは家族の問題に終始せず，とりまく社会的環境との関連で重要な情報を見いだすことができるか。

　A氏の自死に関連する人々，機関はどのくらい具体的にあげることができましたか？

　関連する人々，機関をどのくらい拡げて考えることができていたでしょう？　モデル解答例と比較してみましょう。

X保健師は，A氏のように自死のリスクを抱える高齢者が，地域に他にもいるのではないか，それらの背景にはどのような状況があるのか，もう少し事例から把握してみようと考えました。そこで，保健師自身が情報を持っていた気になるケースを改めて訪問し，その結果得られた情報を一覧表に整理をしてみました。

問題への対応を考えるため，必要な地域の情報を検討しよう

演習課題2 保健師が気になって訪問した事例一覧（22，23ページ）」をよく読んで，これらの情報の中から，「問題であるまたは対応が必要であると考えること（個人・地域の問題）」「望ましいこと，もっと強化したいこと，コミュニティの強みにつながると考えること（個人・地域の強み）」を書き出してみましょう（ワークシート2）。

事例のイメージをふくらませるため，69ページのZ市地図・写真も参照してください。

学習目標	目標に対する評価ポイント
1　個別事例の情報から地域の健康課題を明確にするうえで重要な情報を抽出し，それらの情報を関連づけることができる。	□地域での生活，生活する人をリアルにイメージし，そのあり方に関心を寄せ，看護職の立場から着目すべき点を見いだせるか。 □学習済みの知識を想起し，生活する人の立場から，社会資源の利用の意味を考え，事例に起こっていることと関連付けることができるか。 □個人の問題あるいは家族の問題に終始せず，とりまく社会的環境との関連で重要な情報を見いだすことができるか。

12ページ参照。

この演習課題に取り組む際に，例えば自分自身に次のような問いを投げかけてみましょう。

事例1ではどのようなことが気になりますか？

「妻の死後ミニデイに出席しなくなったこと」ですか？

それはなぜ気になりますか？

そのことは対応が必要であると考えますか？

なぜですか？

食事の準備をどのようにしているかは不明ですが，日中は田畑で農作業をしているようです。このことについてはどうですか？

何か対応が必要ですか？または強みにつながると考えますか？

それはなぜですか？

保健師は，地域で暮らす，健康リスクを抱える一人ひとりの健康生活を支援する立場にあると同時に，それら一人ひとりへの支援を通して健康リスクを抱える人々に共通する背景から，健康に良い影響を及ぼすしくみづくりのために取り組むべきことは何かを探索していきます。

表に示した方々は，それぞれ何らかのリスクを抱えながらも，現段階ではその人なりに自立して生活している方々です。しかし，この方々の先々を考えると，今から対応しておいた方が良いこともあるでしょう。そしてその対応を考える上で，必要な情報は何でしょうか？

この演習課題は，この地域に住む人々の健康生活を支援する立場から，支援するために不足している情報は何かを考えていく手がかりとすることがねらいです。

一人ひとり，またはこれらの人々の支援を考える上で，あなたが問題と考えることは，どのような課題に取り組むべきかを導き，一方あなたが強みだと考えることは，それへのアプローチ方法を導くでしょう。保健師は実践家ですから，課題をあげて終わりというわけにはいきません。様々な情報から，課題とその課題へのアプローチを同時に検討していきます。

ワークシート2

事例一覧表（22，23ページ）をよく読み，「問題である，または対応が必要であると考えたこと（個人または地域の問題）」と，「望ましいこと，もっと強化したいこと（個人または地域の強み）」を書き出してみましょう。その際，なぜそれを問題と考えたのか，または，なぜそれを望ましいと考えたのかを合わせて記述してください。

この地域の問題（その理由）	この地域の強み（その理由）

＊資料に記載されている情報（事実）を具体的に書き出すこと。

保健師訪問事例一覧表（U地区）

事例番号	保健師が気になる状況・背景	性別	年齢	家族構成	住まいの形態	健康状態（症状・訴え含む）・医学的管理状況	生活機能レベルの内容	
A氏	ミニデイに出席していたが、脳梗塞を発症し、退院後ミニデイには参加しなくなり、通院も中断し、自死に至る	男	79	長男夫婦と三人暮らし	大きな一軒家	発症前：高血圧は指摘されたことはあったが、病院受診はせず、服薬もなし。脳梗塞を発症し、入院。退院後、同病院に月2回半年間リハビリテーションのため通院する予定であった。退院時は軽度の言語障害と右側上下肢に軽度の麻痺が残っているが、自立歩行可能であった。（その後リハビリを中断し、部屋に閉じこもりの状態になる）	退院直後は、軽度の言語障害、右側上下肢の軽度麻痺はあるが、自立歩行可能。トイレ歩行、食事摂取などのADLは自立していた。入浴には一部介助が必要であった。	
1	社交的な妻を送迎する目的で、ミニデイに出席していたが、妻ががんで死亡後は欠席が続いている。妻の闘病時夫が介護を行っていた。	男	82	独居	古い木造の一軒家。田畑も所有している。	教室に来ていた時から、円背で、変形性膝関節症もあり、妻よりも歩行は不安定だった。高血圧で、内服中。	ADLは自立しているが、長距離の歩行や階段昇降は杖や手すりが必要。家事のほとんどは妻がしていたが、妻が発病後は夫が家事全般を担う。家庭訪問時、大広間の整理・清掃はできている様子で、「食事も自分でしている」とのことだった。	
2	一人暮らし。重症筋無力症。本人は身の回りのことは一人で出来ると考えているが、掃除や食事など支援が必要と思われる。	男	70	独居	2階建てハイツの2階に住んでいる。	20年前に重症筋無力症と診断され、月1回総合病院へ通院している。2年くらい前までステロイド剤を服用しており、副作用で浮腫がひどかった。薬をやめて浮腫がおさまり、1年間で10 kg体重が減少した。喘息あり。膝痛あり。	身の回りのことは一人でできる。	
3	高齢者夫婦世帯。夫が以前、アルツハイマーの診断を受けていることと、糖尿病を患っている。	女	74	夫と二人暮らし	戸建（2階建て）	【現病歴】高血圧（内服中）。両膝痛あり（整骨院に通院している）。【既往歴】心肥大（入院歴あり）。	日常生活は自立している。膝痛のため、洗濯物を干したり、買い物や通院ミニデイ送迎などは夫の助けを得ている。	
4	糖尿病治療中。近所づきあいが苦手。	女	70	長男（45歳）と二人暮らし	大きな古い一軒家	糖尿病あり。月1回近医を受診。食事療法（1日1200 kcal）と内服治療中。自宅で食事をするときは食品交換表を使ってカロリーを考えるが、お弁当を買って食べる機会が多く、食事量が多くなると体調の変化を感じる。	特に機能障害として大きな問題はない。	
5	夫が閉じこもりがちであり軽度の認知症がある。地域の人に自分たちの状況を知られたくないと考えている。	男	82	妻（78歳）と二人暮らし	一軒家	2年前より不整脈の内服治療中。降圧剤も内服している。また、軽い認知症（物忘れが多い）があり、内服有。月1回程度の受診は、別居の娘に連れて行ってもらう。不整脈が出るようになってから気力がなくなったという。	物忘れが多い。身体機能の問題はないが、気力がなく、人に会いたがらない、外出したがらない。	
6	耳が遠くて聞き返しても「おばあちゃんはいいの」と言われ、家族はのけ者にするつもりはないが、祖母は孤独を感じる。	女	78	長男夫婦と三人暮らし	一軒家（バリアフリー改築済み）	夫の死後、難聴が進行し、周囲とのコミュニケーションが取りづらくなっている。補聴器は持っているが使用していない。5年前に変形性股関節症の手術を行った。	家の中での活動（トイレやお風呂）は杖や手すりを使うことで自立しているが、外出時には家族に付き添ってもらっている。	

	日々の過ごし方 （生活リズム，活動・外出，食生活・栄養，日課）	社会参加対人関係 （家族内役割，近隣付き合い，趣味，その他友人関係）	保健福祉事業・サービス利用状況
	家事は全て息子妻が担当。息子も息子妻もそれぞれ働いているため，日中は一人で過ごす。 高年クラブ会長をしていたころは，役割で出かけたり，畑や庭の手入れなど，外で活動することが多かった。 妻が亡くなり，会長は退いたが，ミニデイに参加したり，地域の活動にも積極的に参加していた。しかし，脳梗塞発症後は月2回のリハビリに家族の送迎で通院する以外は，外出することがほとんどなくなった。（通院も中断後は自室に閉じこもるようになった）	息子夫婦との関係は悪くない。A氏をたてながら，仲よく暮らしている。孫が1人おり，普段は都市部に暮らしているが，盆，正月の帰省を楽しみにしている。 3年前までは高年クラブ会長としてリーダー的存在であり，口数は多い方ではなかったが，知り合いも多く，地域の住民からは慕われていた。 脳梗塞を発症するまでは，精力的に地域の行事等にも参加していた。	月2回リハビリのため通院（2か月で中断）。 介護保険制度の利用なし 発症前はミニデイにかかさず出席していたが，発症退院後はミニデイに参加しなくなる。
	日中は，田畑で農作業をしていることが多い。外出時，以前は自分で自動車を運転していたが，現在は不明。食事は，以前は妻が準備をしていたが，現在は不明。塩辛い物や日本酒が好き。煙草も1日10本程度吸う。	内向的で口数が少なく，近隣者と自分からは交流しないが，現在の住まいが生家でもあり，昔からの知り合いは多い。息子家族は都市部で生活しており，盆・正月は帰省してくる。孫に，自分が作った農作物を送ることが楽しみとなっている。	介護保険制度の利用なし ミニデイ中断中（一度保健師が家庭訪問をし，誘ったが，「もう妻を連れて行くお役目がなくなったから」と言って拒否）。
	【食事】 調理器具はあるが，自炊はほとんどしていない。朝はパンと野菜サラダを食べている。昼は近所のスーパーでお弁当を買っている。夕方は民間の配食サービスを利用している。 【掃除】 膝が悪いため，床の掃除が難しい。立位で手の届く範囲で行っている。物は片付いており本人なりに整理整頓している。飲み終わったペットボトルが何本か並べてあり，ある程度たまってから捨てると話しているが，洗っていないためかカビが生えているものもいくつかある。 【外出】 近所のスーパーへは毎日行っている。通院時はバスを利用。日々の活動は体調を考慮して「頑張りすぎないようにしている」とのこと。	隣の市に娘夫婦が住んでおり，月に1度遊びに来てくれる。関係は良好。最近，孫が生まれたことを嬉しそうに話してくれる。 以前，町内会長をしていたこともあり，近隣との関わりがあり，顔もひろい。「人のために何かしたい」という思いが強い。介護予防教室の開始時から参加している。介護予防教室は地域住民同士の交流になっており，大事な場とも感じている。 趣味として，メダカを飼っている。	現在は身の回りのことは自分でできるので介護保険の申請はしていない。 身体障害者手帳2級 体調をみながらミニデイへ参加している。栄養士や保健師の話を聞き，本人なりに生活改善をしているとのこと。
	【食事】 夫の糖尿病，本人の高血圧のこともあり，3食自炊し味付けなど注意している。 【外出】 週2回老人福祉センターで友人とカラオケをしたり，通院等で週5日程度は外出している。 【夫の服薬管理】 夫の薬は妻である本人が管理している。1週間分の薬を服薬カレンダーに分けている。 【日課】 庭の手入れを毎日している。花や鉢植えの野菜を育てている。	以前，地区の役員をしていた経験があり，地域の人との交流も盛んだが，夫がアルツハイマーと診断されたことは誰にも言っていない。 娘が2人いるが，それぞれ家庭を持っており，電話で話をする程度で，今現在あまり行き来はない。 【夫】 毎日20～30分の散歩をしており，1年以上継続できている。散歩時に近隣の人との交流もある様子で，散歩後に妻に報告をしている。	ミニデイに参加。 介護保険の申請はしていない。
	工務店を長く営んでおり，夫が亡くなった後も息子に仕事を引き継ぎ，今も事務の仕事等を手伝っている。そのため，外出や外食が多い。車の運転はできないので，近くに住む娘がミニデイへの送迎を行っている。体力作りが大事だと考えて，ラジオ体操をするようにしている。	地域の古い考え方やしきたりが嫌で近所づきあいはしたくない。一度自治会でもめて，脱退しており，その後自治会の活動はほとんど行っていない。近所づきあいで家庭内に干渉されるのが苦手。しかし，地域で人の役に立つことは生きがいと感じる。育児をしていた頃のPTAの役員のつながりや亡くなった夫の知り合いなどとの交流は今もある。	体力維持のためミニデイに参加している。
	家事はすべて妻が担っている。以前は，ゲートボールなどにも参加していたが，今は，週1回近くの神社まで散歩したり，妻と買い物に行く以外は，家で特にやることもなく過ごしている。8時起床，22時就寝。車の運転はしており，買い物は妻と一緒に車で出かけるが，週1回程度である。入浴は2日に1回。味の濃いものが好きで，特に塩分控えめにはしていない。	妻は，地区の高齢者サロンに参加しているが，本人は外出しない。妻は多趣味であったが，現在は，趣味は特にない。訪問時に本人の姿は見えてこず，妻とのみ話をした。帰りがけに妻から，「今話したことは夫には止められているので地域の人には話をしないでほしい」「近所の人に噂されると嫌なので，夫の認知症のことは誰にも言っていない」と言われた。	本人は特にサービス利用はない。妻は，以前，自分が体調を崩した時に大変だったので，このままの生活に不安を抱えているが，夫の状態をしかたがないとあきらめている。
	家事はすべて嫁が担っている。日中は嫁と二人きりで過ごしているが，嫁に話しかけても「おばあちゃんはどうぞお休みください」と言われるため，テレビを見て過ごすことが多い。手術をするまでは老人福祉センターに出かけることが多かったが，今は送迎も必要なため遠慮してしまい，月一回の通院以外は外出を控えている。	家庭内の会話は少ない。社会人1年目の孫が都会に住んでおり，長男夫婦とは携帯電話で連絡を取っているが，本人とは帰省時しか話す機会がない。以前は散歩をして近隣の人との交流があったが，股関節の手術をしてからは散歩ができなくなり，近隣の人との交流がなくなった。	介護保険の申請は今のところ考えていない。ミニデイの利用もしていない。 身体障害者手帳4級。

解答例（P.45）をあなたの解答と比べながら，下記のポイントについて自己評価してみましょう。

あなたが気付かなかった点，着目していなかったことはどのようなことでしょうか？

・**地域での生活，生活する人をリアルにイメージし，そのあり方に関心を寄せ，看護職の立場から着目すべき点を見いだせるか。**

障害や疾患を抱えながら一人暮らしをしている生活を思い描きましたか？ 高齢者が暮らしていくうえで必要なことはどのようなことでしょう。そのことをあげることができましたか？

この地域はどのような地域なのか，あなたが住んでいる地域，あるいはあなたが高校生まで住んでいた地域と比べてどうですか？ 想像できますか？ この地域での住民同士の付き合いはどのような特徴があるのでしょうか？ 家族のあり方についてのこの地域の人々の考え方は，あなたの暮らしてきた地域と同じでしょうか？

・**学習済みの知識を想起し，生活する人の立場から，社会資源の利用の意味を考え，事例に起こっていることと関連付けることができるか。**

これらの方々は，介護保険サービスを利用していませんが，このレベルでは非該当でしょうか？ どうでしょうか？ 介護保険について学んだ知識を想起してみましょう。

・**個人の問題あるいは家族の問題に終始せず，とりまく社会的環境との関連で重要な情報を見いだすことができるか。**

この事例の中には介護保険サービスを利用している人はいません。そもそもどのくらいの人が利用しているのでしょうか？ 利用しない背景には何があるのでしょうか？

地域で生活するためには，買い物や医療にかかることが必要になります。その交通手段はどうしているでしょう。どこまで行く必要があるのでしょうか？

演習課題3 A氏のようなケースを二度と起こさないためには，この地域で何が課題なのか，それに対しどのように取り組むのか。これを考えるために，Z市全体の状況を把握する必要があります。そのためにどのような情報が必要でしょうか？ リストアップしてみましょう。その情報はなぜ必要だと考えるのかも合わせて書き出しましょう（ワークシート3）。

　ベッドサイドで患者を対象に看護過程を展開するとき，対象となる患者を把握し，看護として解決できる問題を様々な情報から推定，判断することから始まります。コミュニティを対象とした看護過程も同様です。対象となるコミュニティを把握し，看護の立場から解決すべき問題を推定し，判断することがスタートとなります。

　患者を対象に看護の問題を把握するための情報収集は、患者に対して看護師は何をするのか、具体的なイメージがあるから考えることができます。それでは、コミュニティを対象とした時保健師は何をするのか、皆さんのなかにリアルなイメージが確立しているでしょうか？

　これまでの課題は，保健師が活動の対象とするコミュニティをどのような問題意識と保健師の役割認識に基づいて把握するのか，保健師としての問題意識を明確にするための作業として取り組みました。保健師としての問題意識がないままでは，コミュニティに関わる無数の多様な情報の中で，どの情報になぜ着目するのかが明確になりません。選んだ情報を他の情報と関連付けて，その意味を見いだすことができません。保健師が支援すべき一人ひとりに対して，看護の立場から必要な支援を考えることを通して，対象となるコミュニティについてどのような情報がなぜ必要なのか，そのことが分かった時，はじめて，コミュニティについての多様な情報の中で，何が重要な情報なのかを考えることができます。

　A氏の事例と保健師が気になる6事例から，この地区で取り組むべき課題，その取り組み方策を考えるには，さらにどのようなことを知りたいと考えますか？ なぜそれを知りたいと考えるのでしょうか？
　この演習課題に取り組む際に，例えば自分自身に次のような問いを投げかけてみましょう。
　「独り暮らしや夫婦二人暮らしの高齢者がどのくらいいるのか？それは増えてきているのか？」
　なぜそのことが気になるのでしょうか？
　「保健師は病院やミニデイとどのように連携しているのか？」
　なぜそのことが気になりますか？
　「ミニデイや老人福祉センターを高齢者がどのくらい利用しているのか？」
　「利用を中断した人はどうしているのか？」
　なぜこのことを知る必要がありますか？
　何が知りたいのかは，なぜそれが知りたいのかと共に書き出しておきましょう。
　そうすることでその情報が入手できた時，その情報が示す意味を考えることができます。

ワークシート3

A氏のようなケースが二度とおこらないよう，他の事例も検討した結果，地域全体の状況を把握するためにさらに必要な情報は何だろうか？ リストアップしましょう。合わせて，その情報が必要と考えた理由を書いておきましょう。

必要な情報	左記の情報が必要な理由

解答例（P.46）をあなたの解答を比べながら，下記のポイントについて自己評価してみてください。

あなたが気付かなかった点，着目していなかったことはどのようなことでしょうか？

・地域での生活，生活する人をリアルにイメージし，そのあり方に関心を寄せ，看護職の立場から着目すべき点を見いだせるか。

ミニデイを利用している人，中断した人がいましたが，これがどのようなサービスなのか，一覧表にあがった人々にとってどのような場なのか考えてみましたか？

全ての人が何らかの疾患を持っていました。彼らがどのようにして医療にかかっているのか，そこで受けている医療サービスは彼らにとって適切なのかどうか，考えてみましたか？

・学習済みの知識を想起し，生活する人の立場から，社会資源の利用の意味を考え，事例に起こっていることと関連付けることができるか。

介護保険制度を利用していない人，認定申請をしていない人がいましたが，これらの人が介護保険制度を利用する対象になるかどうか，その場合，どのようなサービスを利用できるのか，介護保険制度の知識を思い出して考えてみましたか？

一覧にあがっている人々は，家族のサポート，医療機関やミニデイなどの資源を利用しながら生活をしていました。それらこの方々を支える人と保健師は互いに連携しているのかどうか，考えてみましたか？

・個人の問題あるいは家族の問題に終始せず，とりまく社会的環境との関連で重要な情報を見いだすことができるか。

一覧にあがった人々は保健師が把握している範囲内の人々です。このような人々が地域にどのくらいいるのか，そのような人々を保健師はどのようにして把握できるのか？　考えてみましたか？

事例が利用していた，医療機関，ミニデイ，高齢者サロン，介護予防教室は，市全体ではどのくらいの箇所あるのか，必要な人が利用できるだけあるのかどうか？　考えてみましたか？

X保健師はA氏の自死を経験し，この地域でこのようなケースを二度と出さないように，どのような取り組みをすべきかを検討するため，Z市に関する既存の資料やデータを収集しました。

地域の情報を整理しよう

演習課題4 先に挙げた「さらに必要な情報とその理由」に基づき，「地域資料（資料 P.57〜69）」から重要な情報を抽出しよう。地域アセスメントの視点を参考に，先に提示された事例も想起しながら，Z市に暮らす高齢者の健康課題を明らかにするという目的に向かって，Z市の特性を把握しよう（ワークシート4）。

学習目標	目標に対する評価ポイント
2 地域の健康課題を明確にするために，提供された地域の情報から重要な情報を抽出・整理し，意味づけることができる。	□教材で設定された地域での人々の生活を具体的にイメージしているか。 □学習済みの社会資源の知識を想起し，情報の解釈に用いることができているか。 □根拠をもって他者にわかりやすく考えを説明しているか（事例とのつながり，量的データの解釈）。 □学習済みの公衆衛生看護の理念・原理原則が情報の意味づけに反映されているか。

12ページ参照。

　ベッドサイドの看護では，対象のアセスメント・看護計画の立案は，どのように始まりますか？ 学生である皆さんは，ナースステーションで看護記録などから，患者さんの情報を全て詳細に集めてそれを整理分析し，看護計画を完璧に立案して，初めて患者さんのベッドサイドにいきましたか？ 看護師はどのようにしていましたか？

　保健師は，地域診断をするという目的のみに膨大な時間を費やすことは不可能ですし，無意味です。一方で保健師は，マニュアルで決められたことをそのとおり行うのではなく，対象となる人々のニーズに応じ，サービスを改善し，作り変えながら提供します。その根拠が，地域の健康課題分析の結果であり，地域診断です。保健師はどのように地域診断をするのでしょうか？

　保健師は人々に保健サービスを提供する，その過程で人々の反応などから問題意識を持ち，問題意識に基づいて必要な情報を判断し，その情報を収集・分析し，保健師が取り組むべき課題と戦略を見いだしていきます。皆さんにはこれまで，保健師としての問題意識を持つために保健師が出会った事例の読み取りを行いました。

　この演習課題では，その問題意識に基づいて，与えられた膨大な地域情報の中から，重要と考える情報を抽出し，意味づけて，地域の健康課題を見いだすことに取り組んでいただきます。

　ベッドサイドの看護でも，対象をアセスメントする視点というのを学びましたね。コミュニティでも同様に，看護の立場からコミュニティをアセスメントする視点はいくつか提示されています。このテキストでは，平山[1]の受け持ち地区の診断の視点を参考に，地域の健康課題分析のための情報収集と整理に取り組んでいただきます（皆さんが学習した他の視点を用いていただいても構いません）。

　課題に取り組む上で，演習課題3の解答例（46ページ）に挙げた問いを参考にしてください。また，資料の読み取りについては次のポイントも参考にしましょう。

・根拠をもって他者にわかりやすく考えを説明しているか（事例とのつながり，量的データの・解釈）

　この演習課題では，情報を選び出し，選び出した情報を解釈すること，その解釈を根拠とともに他者に分かりやすく説明することを求めています。情報の解釈という点では，いわゆる質的データの解釈と量的データの解釈，双方の能力が必要とされます。

　人々の生活を具体的にイメージする，地域のさまざまなサービスや物的人的資源の利用，未利用がその人の生活にどのような意味をもつのかを考えるということは，質的データの解釈，地域での人々の暮らしという状況や文脈の中で，個別性と複数の事例に共通する背景を同時に捉える力です。看護専門職ならではのアセスメントの質は，この部分にかかっていると言えるでしょう。これらは，主に演習課題1～3で取り組んできましたので，それらとのつながりから，Z市の特性を整理してみましょう。

　そして事例から，Z市全体に目を向けてみましょう。そのためには，量的データの解釈能力が必要とされます。有るか無いか，多いか少ないか，大きいか小さいか，全体に対してどのくらいの割合かなどから，数値の意味を考えてみましょう。また割合を，全国や他集団と比較してみることでも，その数値の表す意味，Z市の特徴を見いだすことができます。さらに過去からの推移をみることで，将来予測やその背景について考えを及ばせてみましょう。

・学習済みの公衆衛生看護の理念・原理原則が情報の意味づけに反映されているか

　公衆衛生看護ではどのような考え方が重要であると学習しましたか？

　例えば「予防重視」という観点から，このまま放置したらどうなるかという視点で考えてみたでしょうか？「地域全体への責任」という観点からは，サービス利用に結び付かない集団，うまく利用できない集団について考えてみたでしょうか？

第 2 章 「地区活動（地域／公衆衛生看護）」の展開過程

ワークシート 4

ワークシート 2 と 3 を参照し，資料 3 から読み取った情報を整理しましょう。
必要ではあるが，資料にはない情報があれば考えたこととして書き出しておきましょう。

項目	読み取った情報（データ・事実）	わかったこと・考えたこと（生活環境やデータからわかる特徴，健康生活面の課題，他の情報との関連，看護の視点からみた強み，さらに必要な情報など）
1. 対象地域の構成		
2. 社会資源の現状		
3. 健康指標の分析		
4. 精神心理面の指標の分析		
5. 生活環境要因の分析		
6. 生活行動		
7. 健康への態度・意識		
8. 資源利用行動		
9. 家族の成り立ちと行動		
10. 地域社会の成り立ち・共同生活		

X保健師は，Z市についての既存のデータや資料の分析結果に基づいて，Z市の地域包括支援センター保健師として，取り組むべき課題と取り組み方策を明らかにすることにしました。

事例情報と資料データからの分析結果を基に，保健師が取り組むべき課題と課題に対するアプローチ戦略を考えよう

演習課題5 保健師が取り組むべき課題を，ワークシート4で整理した結果を基に明確にし，説明してみよう。その課題に対してどのような戦略で課題解決を図るのか，あなたの自由な発想で考え，その考えを説明してみよう（ワークシート5）。

学習目標	目標に対する評価ポイント
3　整理した情報から，保健師の立場で取り組むべき課題と解決のための戦略を，根拠をもって説明することができる。	□教材で設定された地域での人々の生活を具体的にイメージしているか。 □学習済みの社会資源の知識を想起し，解決のための戦略の検討に活かしているか。 □根拠をもって他者にわかりやすく考えを説明しているか（地域特性・地域の健康課題とのつながり）。 □学習済みの公衆衛生看護の理念・原理原則が考えに反映されているか。

12ページ参照。

　A氏の自死を経験し，このようなことは二度と起こしたくないと考えたX保健師は，他にも同様のケースが潜在していないか，気になる事例をリストアップして検討し，さらにZ市の保健統計資料などからZ市全体の情報を整理しました。その結果，A氏固有の問題とすまされない，Z市の高齢者に共通する背景が明らかになり，そこから保健師として取り組むべき活動の方向性を考えました。

　ワークシート4で整理し，考えたことから，あなたがX保健師だったら何を取り組むべき課題としてあげるでしょうか？何が気になりますか？

　保健師は課題を明らかにして終わりというわけにはいきません。その課題解決のために，介入していく実践家です。実践家は課題分析と同時に課題へのアプローチのための戦略を考えます。だからこそ，問題のみでなく，地域にあって活用できる資源，強みに同時に着目します。どのようなアプローチが可能かは，保健師がどの立場にあり，どのような道具（法制度的背景など）を持っているかに左右されます。X保健師は，地域包括支援センターの保健師ですから，地域包括支援センターはどのような役割機能をもつのか，センターが担う事業が，アプローチの道具になります。また，地域にどのような資源があって活用できるのか，誰と共に活動していくのかが，戦略としてあげられます。

第2章 「地区活動（地域／公衆衛生看護）」の展開過程

ワークシート5

ワークシート5の情報整理の結果をもとに，地域包括支援センターの保健師が対応すべき課題を説明してみましょう。そしてどのような戦略でその解決を図るのか，自由な発想で考えてみよう（どのような場や機会，活動を活用するか？　誰と協働していくか？）。課題明確化のための調査等の計画も含まれます。

《保健師が対応すべき課題》

《課題解決のための戦略》

演習課題4及び5は，学生の皆さんには難しい課題であったと思います。

この演習で特に重視するのは，保健師が取り組む課題もアプローチの戦略も，単なる思いつきではなく，それまでに分析してきた対象コミュニティのニーズ，対象コミュニティに焦点を当てた根拠から導くことです。これがつまり，根拠に基づいた実践です。なぜそれが課題なのか，なぜそれをするのかを，対象コミュニティのニーズに基づいて説明できること，これが専門職である保健師に求められます。地域診断が重要とされるのは，このためです。

繰り返しになりますが，地域診断はあくまでも，保健師として何をすべきかを導くために行います。保健師活動の具体的方向性を導かない地域診断，課題を羅列するだけの地域診断には，意味がありません。そして導かれた方向性に基づき，次段階で具体的に活動計画を立案し，実施していきます。これについては，次の演習で学習します。

次に示したのは，演習課題の4（地域の情報整理）と5（保健師が取り組むべき課題・戦略とその根拠）について，皆さんにどのような取り組みを期待しているのかを示したものです。実際に課題に取り組んだ後で，この自己点検・評価表を用いて，自分の取り組みを評価し，自己の課題を振り返ることもできます。

演習課題4と5の学習目標は，12ページ，28ページ，31ページに示しています。皆さんに自己評価をしていただく観点は，学習目標と共に示した以下の評価ポイントです。

□教材で設定された地域での人々の生活を具体的にイメージしているか
□学習済みの社会資源の知識を想起し，情報の解釈に用いることができているか／解決のための戦略の検討に活かしているか
□根拠をもって他者にわかりやすく考えを説明できるか
□学習済みの公衆衛生看護の理念・原理原則が考えに反映されているか

自己点検・評価表の表頭には，それぞれの観点から目標の到達基準をしめしています。「優秀」のレベルは，私たちが皆さんにここを目指して取り組んでほしいという願う姿です。「努力が必要」は，最低限課題には取り組んだことは認めるがもっと努力を求めたいレベルです。5段階評価であれば，「可」のレベルです。公衆衛生看護について，もっと興味関心を持って学んでほしいと期待します。

課題に取り組む前には，取り組む方向性を確認するために，この自己点検・評価票を活用してください。また取り組んだ後で，再度この自己点検・評価票を用いて自己点検してください。さらに，表の中に書かれている説明が分からない場合には，47〜52ページに示した解答例を，表中の説明の理解のために役立ててください。

（演習A．地区資料及び解答例作成には西尾和子氏の協力を得た）

演習課題4の自己点検・評価様式

自己評価の観点	優秀	良	努力が必要
教材で設定された地域での人々の生活を具体的にイメージしているか。	演習で提示された事例の生活(家族や地域特性など多面的な視点)を引用して関連付けている。	高齢者の生活や地域特性については捉えているが、断片的な説明である。演習で提示された事例とのつながりがなく、自らの経験のみに基づいている。	地域特性や生活の捉え方が非常に乏しい。
学習済みの社会資源の知識を想起し、情報の解釈に用いることができているか、解決のための戦略の検討に活かしているか。	サービスや事業を理解し、具体的に読み取った形跡がみられる。未利用者への問題意識が説明されている。	サービスや事業などの社会資源について、事例とつながりがなく、断片的な読み取りである。	サービスや事業についての読み取りが記述されていない。
根拠をもって他者にわかりやすく考えを説明できるか。	事例とのつながりを意識して、重要な情報を識別している。量的データを適切に丁寧に読み取っている(割合をみる、比較するなど)。	重要な情報を識別して書き込みはしているが、読み取りは浅い。一部空白がある。	書き込みが非常に少ない。演習課題を理解していない。
学習済みの公衆衛生看護の理念・原理原則が考えに反映されているか。	アセスメントの全ての視点にそって、それまで取り組んできた課題と関連付けて、読み取ろうと努力している。	アセスメントの全ての視点にそって、与えられた資料を読み取ろうと努力している。	全体的に記述内容が少なく、演習課題の取り組みに対する真剣さが、きわめて低く感じられる。

演習課題5の自己点検・評価様式

自己評価の観点	優秀	良	努力が必要
教材で設定された地域での人々の生活を具体的にイメージしているか。	これまでの課題で提示された事例や資料からの情報に基づき、把握した住民の生活ぶりが、根拠となる事実として示されている。	アイデアは示されているが、これまで取り組んだ課題との関連づけは不十分である。	地域特性や生活の捉え方が非常に乏しい。
学習済みの社会資源の知識を想起し、情報の解釈に用いることができているか、解決のための戦略の検討に活かしているか。	サービスや事業の改善改革、システムづくりの戦略を述べている。関係機関と連携した戦略について述べている。	戦略において、事業やサービスの活用は抽象的な表現にとどまっている。あるいは、個別のケースマネジメント(個人へのサービス等の利用調整)にとどまっている。	課題解決の戦略で、サービスや事業の具体的な活用が述べられていない。
根拠をもって他者にわかりやすく考えを説明できるか。	ワークシート4の読み取りに基づき、Z市の特性をふまえて課題を述べている。戦略をニーズに即して考える上で、データが不足すると考える場合には、データ収集も計画に含めている。	ワークシート4の読み取りに基づいて述べているが、具体性に欠ける。	ワークシート4の読み取りとワークシート5の課題とのつながりが読み取れない。演習課題を理解していない。
学習済みの公衆衛生看護の理念・原理原則が考えに反映されているか。	戦略において保健師の役割が記述されており、その内容はコミュニティやポピュレーションに焦点が当たっており、妥当である。地域のしくみづくりについて述べている。ソーシャルキャピタルに着目している。サービス・事業の未利用者への対策が戦略にあがっている。	保健師の役割は記述されているが、個別に焦点が当たっており、コミュニティやポピュレーションを意識していない。交通手段の確保をあげるなど、保健師が取り組む課題があげられていない(保健師の役割が理解できていない)。	全体的に記述内容が少なく、演習課題の取り組みに対する真剣さが、きわめて低く感じられる。

Ⅱ　演習B　活動計画の立案

　演習Bでは，演習Aのモデル解答例を基にして，地区活動の一環として1つの事業の計画立案に取り組みます。演習Aのワークシート5モデル解答例にあるように，X保健師が対応すべきと考えた課題は以下のようなものでした。

＊地域活動に参加せず，サービスを利用しない虚弱高齢者が孤立し，閉じこもりになる可能性がある。
＊サービス利用が必要な高齢者が，介護保険などのサービスやその他の支援につながっていない。
＊人口減少と少子高齢化が進行し，老々介護，介護者が認知症などの状況が増加する可能性がある。

　これらの課題を解決するために，どのような事業を実施する必要があるか，X保健師の考えをみてみましょう。

　X保健師は，サービスが必要にも関わらず利用していない虚弱高齢者や元気な高齢者が，健康づくりを継続的・効果的に行うことができる場の必要性を感じていました。中山間部に位置し冬季は積雪もあるZ市では，虚弱な高齢者に集まってもらうための移動手段に課題があります。そこでX保健師は，高齢者自身が歩いて参加できる身近な地区で，現行のミニデイサービス＊地区資料59ページ参照をアレンジし，フレイル予防の場づくりをすることが，前述した課題を解決することにつながると考えました。

　身近な地区でのフレイル予防事業を市内すべての地区で展開するためには，まずフレイル予防の方法や効果の明確化が必要でした。また，フレイル予防事業を各地区での重要な社会資源として位置づけ，継続していってもらうためには，保健師主導ではなく地区住民が主体的にその実施を決定し，運営していける仕組みが必要でした。そこでX保健師は，市内3地区でモデル的に実施をし，その成果をもとに数年間かけて全地区へと広げることにしました。モデル実施に向けた体制整備として，以下の準備を整えました。次年度は，いよいよモデル地区でのフレイル予防事業を実施します。
①介護予防事業の先駆例視察と採用するプログラムの決定
　　歩いて行ける場で週1回集まり実施する体操を採用した。
②プログラムを地域に広めてくれる住民サポーターの養成
③モデル候補地区の公募と3地区の決定
④モデル地区のキーパーソンとの合意形成と実施に向けた調整

　では皆さんも，X保健師になったつもりで，新たなフレイル予防事業の計画を立ててみましょう。

「フレイル」
フレイルとは，2014年に日本老年医学会から提唱された新たな概念で，加齢とともに心身の活力が低下し，要介護リスクの高まった「虚弱」「脆弱」な高齢者の状態像を指す。一方で，適切な介入により要介護状態にならず生活機能の維持向上が可能な状態でもある。フレイルは，単に運動機能低下に代表される身体的活動のみならず，社会活動，精神活動の低下を複合した概念で，その入口は社会とのつながりにあることが明らかになっている。いかに社会とつながりを持ち，フレイルを予防または改善するかが介護予防の重要課題である。
参考：公益財団法人長寿科学振興財団　健康長寿ネット　https://www.tyojyu.or.jp/net/byouki/frailty/about.html

「介護予防事業」
介護予防とは，高齢者が要介護状態等となることの予防（できる限り遅らせることを含む）又は要介護状態等の軽減若しくは悪化の防止をいう。介護予防事業は，この目的のために，介護保険法に基づき提供される事業であり，運動器の機能向上プログラムなどの高齢者本人へのアプローチだけではなく，生活環境の調整や，地域の中に生きがい・役割をもって生活できるような居場所と出番づくり等，高齢者本人を取り巻く環境へのアプローチも含まれる。

演習課題1　長期目標と短期目標の計画

この活動の長期目標・短期目標を考えて記載しましょう。長期目標は，先にあげた健康課題がどうなれば良いか，数年先の姿をイメージして，ワークシート6に表現しましょう。短期目標は，長期目標に到達するために，まず今年度どこまで到達するかを考え，同様にワークシート6に記載しましょう。短期目標は，具体的に記載するようにこころがけましょう。どちらの目標も，主語は出来るだけ対象となる住民にすることが大事です。

学習目標	目標に対する評価ポイント
1　長期目標，短期目標を明示できる。	□対象集団の課題が解決された姿を長期目標として明示できているか。 □年度内に到達可能な状態が具体的に短期目標として明示できているか。 □個・集団・地域の各レベルでの成果が予測できているか。

演習課題2　活動内容の計画

活動内容をワークシート6に計画しましょう。長期目標を意識しながら，事業終了時に短期目標に到達できるための具体的な活動を検討します。今回はフレイル予防事業のモデル実施の計画ですので，大きく①モデル地区高齢者への周知，②モデル実施，③事業の継続に向けた働きかけの3段階で立案します。各段階に，学生の皆さんが活動内容を検討できるための問いやポイントを示しましたので，ガイドにしながら，予防重視，住民主体といった公衆衛生看護の理念・原理原則を意識して考えてみましょう。活動内容は，誰が見てもわかるように，5W1H（いつ，どこで，だれが，誰に対して，何を，どうするのか）を具体的に記載するように心がけましょう。

なお，この課題が難しい場合には，解答例をみながら活動計画の実際を学ぶ。または，②モデル実施に関してのみ取り組むだけでも構いません。

学習目標	目標に対する評価ポイント
2　活動内容が明示できる	□公衆衛生看護の理念・原理原則（予防重視，住民主体，健康格差是正，協働，継続性等）を具現化する内容になっているか。 □対象特性を考慮した内容になっているか。 □5W1H で具体的に計画できているか。

　それでは、各段階の活動計画を立ててみましょう。

①モデル地区高齢者への周知
〈考えるための問い〉
　教室を（一部のやる気のある住民だけでなく）虚弱な人を含む全高齢者に周知するためには、どのような活動が出来るでしょうか？
〈考えるポイント〉
・多くの高齢者に周知できる場（地区組織・集う場など）や方法を考えましょう。
・虚弱な高齢者とつながりのある住民は誰かを考え、協力を仰ぐことを検討しましょう。
・周知をきっかけに、地区担当保健師が地区の虚弱な高齢者を把握する機会にしましょう。

②モデル実施
〈考えるための問い〉
　事業がフレイル予防と住民交流の場として機能するために、どのような活動が出来るでしょうか？
〈考えるポイント〉
・安全で効果が出る方法を住民が習得できるように考えましょう。
・世話役の困りごとをタイムリーに把握・対処する方法についても検討しましょう。
・参加住民が、教室の効果を実感し、継続意欲が喚起されるための内容を盛り込みましょう。
・欠席者への対応方法についても検討しておきましょう。

③事業の継続に向けた働きかけ
〈考えるための問い〉
　事業が今後も継続していくためには、どのような活動が出来るでしょうか？
〈考えるポイント〉
・世話役が、事業の意義を理解し、今後継続して行く上でのヒントを得ることができる方法を考えましょう。
・今後の全市展開に向け、保健師がモデル実施の効果と課題を把握できる内容を盛り込みましょう。

ワークシート6

テーマ：**地域型フレイル予防事業の全市展開に向けたモデル実施**

活動計画
長期目標
短期目標
具体的な事業・活動の内容

次に，演習課題1および演習課題2で立案したフレイル予防教室の事業計画について，ワークシート7を用いて評価計画をたててみましょう。

演習課題3　評価計画

評価計画は，「企画評価」，「実施評価」，「結果評価」の3側面で考えましょう。「企画評価」は，企画の適切性について評価を行なうもので，事業実施前に行う企画直後の評価と事業実施後の評価があります。事業実施前に行う企画直後の評価では，フレイル予防教室を企画した段階で，フレイル予防教室の目標設定が，対象集団（地域）のアセスメントに基づく健康課題を反映したものとなっているか，教室の計画は適切（5W1Hが具体的に盛り込まれているなど）であるか，などを指標として評価を行い，企画内容が適切かどうかについていったん検討します。次に「実施評価」では，活動を実施していく中で，実施プロセスが適切であるかについて，実施者側の技量と参加者側の満足の双方の観点を指標として評価します。また「結果評価」では，フレイル予防教室実施後に，教室の効果について，当初に設定した目標の達成状況などを指標として評価します。ここでは，教室企画時に立案した単年度の評価として短期目標の達成状況に対する評価計画を考えます。そして事業実施後には，あらためて「企画の評価」により企画の適切性について評価を行います。活動を実施した後に，活動を実施するプロセスにおいて新たに得られた情報を評価の材料として，再び対象集団（地域）のアセスメントに基づく健康課題の分析，長期目標，短期目標の設定と教室の企画内容が適切であったかどうかなどを指標として，振り返ります。

活動を実施する，すなわち何らかのアクションを起こすことで，住民や関係者からの反応などあらたな情報を得ることができます。これにより，当初のアセスメントが修正されることも起こってくるでしょう。このように活動を実施した後で，企画を評価する（振り返る）こと，これがすなわち次なる対象集団（地域）のアセスメントと健康課題の分析となり，次なる計画につながっていきます。つまりPDCAサイクルが展開されていくということです。

評価計画は，具体的にたてることで実効可能性が高まります。ここではワークシート7を用いて，上記3側面についてフレイル予防教室の具体的な評価計画をたてましょう。また3側面について，次の2つの枠組み「評価指標（何を指標にして）」「評価方法（いつ，どのように）」で考えてみましょう。評価計画の検討にあたっては，z市の資料（57～68ページ）も参考にしましょう。この課題が難しい場合には，解答例をみながら評価計画の実際を学んでいただくだけでも構いません。

学習目標	目標に対する評価ポイント
3　活動評価計画を明示できる	□（企画評価として）活動の企画について，「評価指標」「評価方法」が明示できているか。 □（実施評価として）活動の実施プロセスついて，「評価指標」「評価方法」が明示できているか。 □（結果評価として）実施した活動の効果について，「評価指標」「評価方法」が明示できているか。

ワークシート7 評価計画

テーマ：モデル地区におけるフレイル予防教室

	評価指標	評価方法
企画評価		
実施評価		
結果評価		

Ⅲ　モデル解答例

第2章 「地区活動（地域／公衆衛生看護活動）」の展開過程

ワークシート1

A氏の自死はなぜ起ったのか？ 「原因」の「原因」とそれに関連する人々を図示してみましょう。

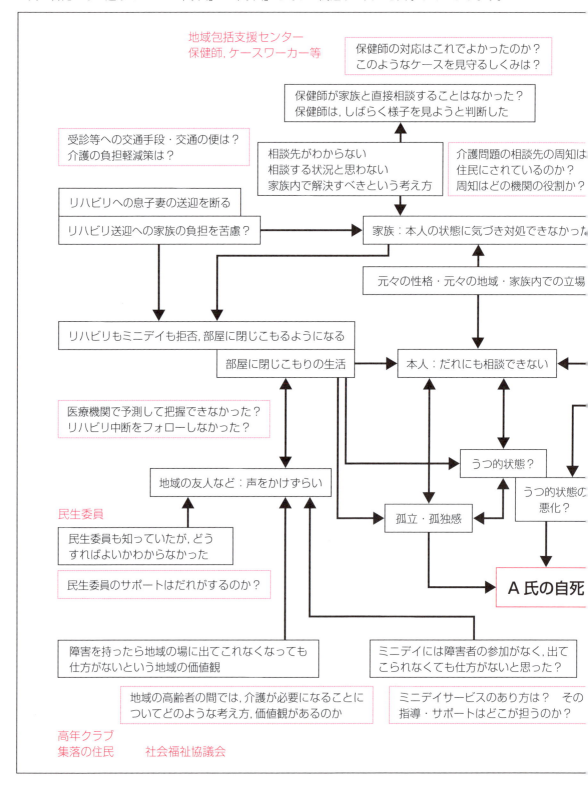

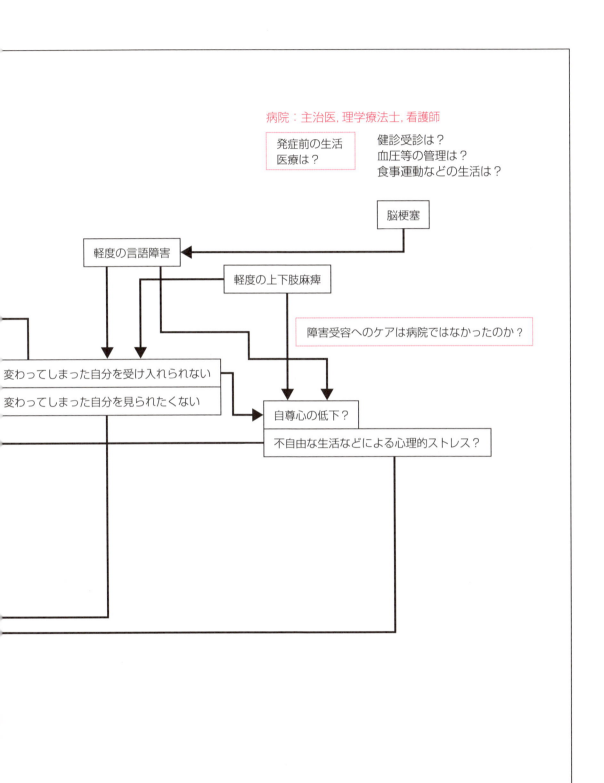

ワークシート1

上記の図を用いて，A氏の自死はどのようにして起ったのか，説明してみましょう

〈A氏の健康行動・生活〉
A氏は脳梗塞の発症により，軽度の言語障害と軽度の上下肢麻痺の状態になった後，リハビリやミニデイも拒否し，部屋に閉じこもるようになった。その背景には，A氏自身が障害の受容ができず，変わってしまった姿を周囲に見せたくない思いもあったのだろう。自尊心の低下とともに，不自由な生活などによる心理的ストレスもあったと考えられる。周りに相談することや頼ることができず，閉じこもり，孤立し，自死に至った。この原因の原因をたどると，一つには脳梗塞を発症してしまったことがあげられる。さらにその原因としては，A氏の発症前の医療や健診受診状況，血圧管理等生活状況の問題が推測される。

〈関係機関や相談窓口・専門職者の支援内容・質〉
一方で孤立したA氏の苦しみを，周囲の専門職が把握しサポートできなかったのだろうか。通院していた医療機関では，理学療法士等がA氏のうつ傾向を把握できなかったのか，中断していることを気にかけなかったのか，また看護師等による障害受容へのケアはどのようになされていたのか？
家族内で孤立するA氏に家族自身もどのように声をかければよいか困っていたが，その家族は周囲へ相談することはなかったのか。地域包括支援センターの保健師は相談先にはなれなかったのか？その他の相談先はなかったのか？

〈近隣地域の住民同士の関係，障害高齢者への住民の意識，地域で行われている活動の内容〉
A氏の様子はミニデイの仲間も気にかけてはいたが，声をかけにくかったと言っている。民生委員も介入することはなかった。民生委員には障害を持ち外出しづらくなった者への対応について，準備はあったのだろうか？この地域で高齢者が集まる場は元気な高齢者ばかりで，障害をもち歩行がおぼつかなくなった者にとっては行きづらい場になっているのではないか。ミニデイサービスは，元気な高齢者のみが行く場なのだろうか。もしかしたらA氏自身，元気なときは，障害を持った者が人の集まるところに出かけるのは恥ずかしいという考えをもっていたかもしれない。

〈まとめ〉
以上から，A氏の自死の原因には，A氏や家族自身の問題のみではなく，その周囲の人々・機関側の問題として，A氏が受診していた医療機関の対応，地域包括支援センターや社会福祉協議会の役割，その他介護に関わる相談の窓口機関・人，虚弱・要介護になっても気兼ねなく出ていける場の存在，地域の民生委員やその他の人々の虚弱・要介護になった高齢者に対する見方，住民相互の関係性などが関連していたと言える。

ワークシート2

事例一覧表（22, 23ページ）をよく読み，「問題である，または対応が必要であると考えたこと（個人または地域の問題）」と，「望ましいこと，もっと強化したいこと（個人または地域の強み）」を書き出してみましょう。その際，なぜそれを問題と考えたのか，または，なぜそれを望ましいと考えたのかを合わせて記述してください。

この地域の問題（その理由）	この地域の強み（その理由）
変形性膝関節症や重症筋無力症，糖尿病，難聴，軽い認知症，不整脈等，運動機能や認知機能低下する疾患を全員が抱えている。通院も必要（独居や高齢夫婦のみの家族構成も多く，通院手段の確保が困難となるのではないかと考えられるから）。	昔からの知り合いが多い地域（交流が少なくても気にかけてもらえ，見守り機能につながると考えられる）。
独居や高齢夫婦のみの家族構成が多い。また内向的な性格や，近隣住民と交流がない人も多い（サポートは受けられるのか，見守り機能が必要ではないか，今後の生活への不安が高いのではないかなどが考えられるから）。	家族と同居しているか，毎月あるいは盆・正月に帰省する家族がいる（家族とのつながりはあり，家族を通して相談があがってくる可能性はある）。
介護保険制度やサービス等の利用がない（サービス利用してもいいようなケースもあるが，導入されていないということは，サービスの利用方法がわからないのではないか，または必要性を感じていないのか，あるいは他人に入られたくないという思いからかなどが考えられるから）。	田畑での農作業や，メダカを飼っていたり，庭の手入れ，散歩が趣味（戸外での活動があることで交流や状況確認できる）。
夫がアルツハイマーであることを誰にも言っていない。噂されると嫌，認知症を知られたくない（地域住民が認知症を否定する考えを持っているのではないかと考えられるから）。	近所にスーパーがある。また民間の配食サービスの利用が出来る（食事の確保はしやすい）。
地域の古い考えやしきたりがある（自分の考えに合わない場合は住みにくく，近所付き合いに気を使うのではないかと考えられるから）。	ミニデイや介護予防教室，高齢者サロン，老人福祉センターがある（高齢者向けのサービスが複数ある。保健師や栄養士等も介入しやすい状況がある）。
戸建の家に住んでいる（中の状況が外からは分かりづらい，機能低下の疾患を抱える高齢者にとって，階段の昇降等の負担や，転倒のリスク，管理も自ら行わなければならないことへの負担が大きいと考えられるから）。	人のために何かしたい，人の役に立ちたいと，実際に役員等の活動を経験している人が複数いる（このような思いを活かせるのではないかと考えられる）。
家族と同居でも孤独を感じたり，送迎を遠慮して外出を控える人がいる（家族がいることで，問題が外部から把握されにくいのではないかと考えられるから）。	自ら運転できる人や，送迎してくれる家族がいたり，バスの利用が可能（移動手段が確保できる人もいる）。

＊資料に記載されている情報（事実）を具体的に書き出すこと。

ワークシート3

A氏のようなケースを未然に防ぐために，必要な取り組み（対応すべき課題）を検討するために，さらに必要な情報は何か，書き出しましょう。合わせて，その情報が必要と考えた理由を書いておきましょう。

必要な情報	左記の情報が必要な理由
ミニデイはどのような場所で，何か所，開催されているのか？どのような人が運営しているのか。対象者，実際の参加者の状況，利用方法，場所は？また参加中断者や終了後のフォローはないのか？	利用したいと思った人にとって利用しやすい，アクセスしやすいのかどうか？中断者が多い場合，課題が考えられ，フォローが必要だから。
人々はどの医療機関をよく利用しているのか，医療機関への交通手段は？高齢者に多い疾患，この地域で高齢者が良く利用する医療機関は？	医療に罹っている人がほとんどである。医療にかかるため交通手段がなければ，家族などによる送迎が必要になり，利用に支障が出る可能性がある。
高齢者が役割や楽しみを持つことができる場は，どのようなところがあるのか？	家で特にやることもなく過ごしている人がいる。閉じこもりは認知機能などの低下を促進する可能性がある。
老人福祉センター，高齢者サロン，介護予防教室はそれぞれ何をしているのか。どこが運営しているのか，どのような人がどのような目的で利用しているのか？	高齢者が役割や楽しみを持つことができる場である可能性があるが，どのような高齢者にとって適切であるのか，詳細がわからない。
ゲートボールやラジオ体操は，誰によって運営されているのか。誰でも参加できるのか？	上に同じ
医療機関ではどのような医療が提供されているのか，医療機関のスタッフ（医師，看護師，理学療法士など）は，高齢者の在宅・地域での生活を視野に入れたサービスを提供しているのか？	疾患を持ちながら独居や高齢者夫婦世帯が多く，服薬や疾患の管理に不安がある。医療機関のスタッフと本人・家族とのコミュニケーションは十分なのか気になる。
民生委員等地域住民主体による活動はどのようなものがあり，どのような活動をどこで行っているのか？	A氏には民生委員が関わっていた。事例には，地域のために何かしたいという考えを持っている人もいる。そのような人たちの力を活かせないのか。
保健師は，医療機関や福祉機関，民生委員などと関わりをもっているのか？どんな時に関わるのか？	医療福祉の関係機関や民生委員から情報が入ってくるのかどうかに関係する。
独居，高齢者夫婦世帯は市の高齢者全体ではどのくらいの割合なのか，増えているのか？	地域全体での問題の大きさを把握するため。
認知症の人は増えているのか？	上に同じ
介護保険制度の利用状況，周知方法	どのくらいの人がどのようなサービスを利用しているのかから，利用意向や周知状況が推測できる。

ワークシート４

ワークシート３と3-2を参照し，資料３から読み取った情報を整理しましょう。

項目	読み取った情報（データ・事実）	わかったこと・考えたこと （生活環境やデータからわかる特徴，健康生活面の課題，他の情報との関連，看護の視点からみた強みなど）
1. 対象地域の構成	平成17年に4町が合併し誕生。市の中心をJRと高速道路，主要幹線道路が縦断している。山間地域に位置し，8割が森林。 B地域が市の中心部で，全体の48.4％が住んでいる。市役所もB地区。 JRとバスは1時間に1本程度。車が主な移動手段。 盛んだった1次産業は減少し，現在は自然資源を活用した観光業等のサービス業，卸小売業，製造業で支えられているが就業者数は減少傾向。	山間部に位置し，公共交通機関等も限られていることから，移動手段は車。運転できない，送迎等がない場合は，特に高齢者にとって移動が困難になりやすい。特に中山間部の高齢者は，地形からも移動手段がなく，身体的にも障害や衰えにより，外出を控え，閉じこもりになりやすい可能性があるのではないか。
2. 社会資源の現状	公立病院1，診療所17で，B地区に公立病院が立地し，診療所も7か所立地している。介護老人福祉施設は各地区に1か所。居宅介護支援事業所は計8か所でB地区に4か所あり。市社会福祉協議会，B地区の地域包括と同じ建物に入っている。地域包括支援センター（B地区）とブランチ3か所　計4か所。 保健師16名（保健11名，介護・障害・児童福祉各1名，地域包括2名） 介護予防施策として，一次予防事業に地域ミニデイサービス事業，ヘルスアップ事業，ころばん健康教室，いきいき長生き教室等がある。地域介護予防活動支援事業として，地域組織育成も行っている。 市独自事業として，在宅生活支援サービスとして軽度生活援助事業や外出支援サービス等も行っている。居住環境向上のための住宅助成金や，緊急通報装置の貸与等も実施。地域づくり・生きがいづくりの交流の場として，ふれあい喫茶を公民館等で実施。	医療福祉施設は全体の約半数がB地域に偏在しており，アクセスしづらい地区があり，適切な受療行動がとれない可能性がある。 介護予防の独自事業も充実しており，市でも力を入れて取り組んでいるように思われる。ただ比較的アクセスしやすいB地域に住んでいる事例の人々が活用していないこと等考えると，周知や実施方法等に問題がないか疑問が残る。 高齢者が多く，介護認定を受けている人も多いが，介護老人保健施設等の介護保険施設が限られている。 保健師数は市全体では多いが，高齢者関係部署の保健師のみで個別支援するには人手が足りないことが考えられる。

ワークシート4

3.健康指標の分析	2016年65歳以上人口32.2%（A地域38.5%，B地域25.0%，C地域29.7%，D地域35.7%）高齢化年次推移 1965年9.4%，1989年20.5%，2012年30.9% 75歳以上人口17.3%（A地域21.7%，B地域15.3%，C地域16.0%，D地域20.3%） 一人暮らし高齢者（65歳以上）65歳以上に占める割合全市15.6%（各地区別14.1～22.3%）（75歳以上）75歳以上に占める割合全市19.4%（各地区別16.8～28.7%） 在宅一人暮らし高齢者数1,232人 高齢者がいる世帯のうち高齢者単身世帯19.5%，高齢夫婦のみ世帯25.3%で，全体の4割以上が高齢者のみの世帯 要介護認定件数2,217人　要介護認定率19.4%（要介護認定率15.6%，要支援認定率3.7%） 死因　1位悪性新生物，2位心疾患（～16年までは肺炎および気管支炎） 出生率6.4（全国8.2）出生数は減少し続けている。 合計特殊出生率1.68　全国1.43	以前から高齢化が全国平均より高値であったが，近年急速に高齢化が進行し，全国27.3%（2016年）に比し32.2%と高い。地区別では，B地域は全国平均レベルに対し，A，D地域は35%を超えており，不便な地域に高齢者数が多い。またA,D地域は高齢者のうち半数以上が75歳以上であり，支援の必要な人が今後も増えていくことが予測される。 介護認定率は全国平均が17.5%（要介護認定率12.7%，要支援認定率4.8%）に対し高値である。一方事例では，認定相当であっても未認定事例があり，実際に支援要する高齢者はさらに割合が高いと推測され，制度の周知に課題があることが考えられる。独居高齢者や高齢者夫婦のみの世帯も全国に比べ高く，家族支援が得にくい世帯も多いことが考えられ，地域や行政による見守り・支援が求められると考えられる。 死因は，～16年まで肺炎および気管支炎が2位であり，高齢者の誤嚥性肺炎，適切な病院受診行動がとれずに悪化するという問題が起こっていたのではないか。 出生率の減少，若い世代の減少により，高齢化の進行に対し，支える世代がおらず，介護等のサポート体制が大きな課題である。
4.精神心理面の指標の分析	自殺率36.6（全国22.8） 原因・動機は家庭2，健康7，経済・生活5，勤務2，不詳1　　男：女10:7 20代1，30代1，40代2，50代3，60代1，70代4 こころの相談　3回実施し4人参加 訪問指導　閉じこもり予防　実5人延11人	自殺率が非常に高い。男性の自殺動機が経済・生活が1位であり，産業の衰退等が影響していることが考えられる。 閉じこもり予防の訪問指導の実施人数少なく，こころの相談に参加している人も少ない。対象者の把握や，周知・実施方法等に問題がある可能性がある。
5.生活環境要因の分析	事例から戸建ての家が多いことが推測される。 中山間傾斜部に立地する戸建も多いと推測される。 山間地域。気候は日本海型。多雨多湿。 冬季は大陸から季節風が吹き，積雪も多い。	山間部で起伏が激しく，傾斜地の戸建ては，外出の障害となり，冬の積雪は，さらに外出を困難にすると考えられる。また高齢者世帯にとって，除雪作業等は厳しいだろう。一人暮らし，高齢者のみ世帯の場合，戸建て住居の管理が困難になることも考えられる。介護が必要になった場合，住居環境の改善の必要性が生じる。

ワークシート4

6.生活行動	事例から，買い物，通院の主要な交通手段は車であることが考えられる。 事例から，虚弱になってきた高齢者の一人暮らしなどの世帯は，戸建ての掃除などの管理が困難になっている場合もある。	買い物，通院，その他の外出についての車以外の交通手段はないのか？車を運転しない高齢者は外出を家族等に頼るなど，制限され，買い物や通院など暮らしを成立させること，楽しみなどの生きがいを制限してしまう可能性がある。
7.健康への態度・意識	健康手帳交付人数 40～74歳 246人 健康教育参加者数 運動教室 174回 616人，地域活動支援 47回 155人，組織支援 31回 944人，その他 63回 637人 健康相談 運動教室 111回 423人，地域活動支援 21回 51人，組織支援 13回 114人，市民健康相談 69回 822人，その他 32回 212人 健康講演実施回数 11回 参加人数 257人 特定保健指導参加率 積極的支援 32.4% 動機づけ支援 41.5%	運動教室や地域活動等の参加者数は1回あたり3～4人と少ない。また特定保健指導の参加率も低い。健康への意識が低い住民も少なくないことが伺える。また周知方法や実施方法等の検討が必要ではないか。 介護認定者数は全国平均よりも高いが，サービス利用状況を見てみると，全国平均よりも利用率が低い。例えば訪問介護においても全国平均では介護給付24.4％，予防給付38.2％の利用率となるが，Z市においては18.3％／30.7％と利用率が低い。また訪問リハビリテーションでは全国平均介護給付2.0％予防給付1.3％のところZ市では0.8％／予防給付なしと市内に事業所がないサービスではかなり低くなっている。認知症対応型通所介護等の利用もやはり全国に比べ低くなっており，（全国1.4％）事例にもあったように認知症であることを知られたくない，介護が大変な状況等を知られたくないといった風潮があることが考えられる。
8.資源利用行動	Z市要介護認定者数 2,217人（19.5％） うち要介護認定者数（要支援除く）1,787人（15.6％），要支援認定者数 430人（3.7％） 訪問介護 介護給付 6,549回 328人 月平均20.0回／人 予防給付 1,956回 132人 月平均14.8回／人 訪問リハ 170回 15人 平均11.3回／人 予防給付なし 認知症対応通所介護 145回 15人 平均9.66回／人 予防給付なし	
9.家族の成り立ちと行動	高齢者単身世帯19.5％，夫婦のみの世帯25.2％ 事例から，高齢者世帯は別居の子供の往来がある場合も，ない場合もある。 U地区 46世帯中18世帯が高齢世帯。1世帯あたりの人員は2.8人。核家族化が進行している。2世帯同居は少ないが，同敷地内に居住，もしくはU地区内やZ市内などの比較的近隣に子供家族が住んでいる世帯も多い。	U地区：世帯同居は少ないものの，同敷地内に居住していたり，比較的近隣にこども家族がおり，家族の結びつきはつよく，事例からも家族内での問題解決を重視する傾向があると考えられる。 また以前は1次産業が盛んであったことからも，長年住み続けている人も多く，家族・親戚等の結び付きも強いことが考えられる。

ワークシート4

| 10.地域社会の成り立ち・共同生活 | 民生委員132人　4つの地域にわかれて活動
町内自治会　旧18小学校区単位で設立・運営，様々な活動が行われている
高年クラブ旧小学校区単位で設立。119団体。スポーツや交流事業実施。
食生活改善推進員（いずみ会）町内自治会旧18小学校区単位で設立・運営，様々な活動が行われている
U地区は男性は生まれたときからU地区に住み，女性は結婚と同時にU地区に住んでいる高齢者が多い。住民は互いに長い年月顔なじみ。 | 市全体：民生委員の数は多く，自治会活動も活発。
高年クラブは多いが，中止，廃止になるクラブが多く，課題となっている。地域内の結びつきの強さは，地域間の格差があると推測される。
U地区：長年この地に住み，顔なじみの関係から，必要があれば，助け合い，協力し合える可能性がある。 |

ワークシート5

ワークシート5の情報整理の結果をもとに，地域包括支援センターの保健師が対応すべき課題を説明してみましょう。そしてどのような戦略でその解決を図るのか，自由な発想で考えてみよう（どのような場や機会，活動を活用するか？ 誰と協働していくか？）。課題明確化のための調査等の計画も含まれます。

《保健師が対応すべき課題》
＊地域活動に参加せず，サービスを利用しない虚弱高齢者が孤立し，閉じこもりになる可能性が高い
＜根拠となる事実＞
・Z市は高齢化率32％で，今後も深刻な少子高齢化の進行，なかでも独居高齢者や高齢者のみ世帯の増加が見込まれる。
・鉄道・バスの公共交通機関は1時間に1本。市内中心部と主要部をつなぐコミュニティバスも本数や運行地域が限られるため，買い物通院などの生活のための主な交通手段は自家用車。車を運転できない高齢者は家族等に頼らざるを得ず，外出に消極的になりがちと考えられる。
・中山間積雪地域で，市役所まで車で30分以上かかる地区もあり，積雪時にはより外出困難。
・地域活動や介護予防事業の選択肢は多く存在するが，利用する高齢者は全体の一部であり，利用者に偏りがあると推測される。
＜予測される問題＞
他者とのつながりも途絶えがちとなり，楽しみ，生きがいをなくしてしまう。虚弱がすすみ生活機能が低下する。地域活動に参加せず，サービスを利用しないため，生活機能の低下，生活困窮など，サービス提供者側からの問題の把握が遅れる。

＊サービス利用が必要な高齢者が，介護保険などのサービスやその他の支援とつながっていない
＜根拠となる事実＞
・要介護認定者数は全国平均よりも高いが，サービス利用状況を見てみると，介護保険制度の介護給付予防給付共に全国平均よりも利用率が低い。訪問リハビリテーションの予防給付は利用者なし。
・認知症対応型施設の利用も少なく，事例からも，認知症であること介護が必要であることを地域内で知られたくない風潮があることが考えられる。
・U地区の事例でもサービスが必要な状況でも利用していない事例がみられる。介護は家族内で解決するという意識が強いことが推測される。
・U地区のミニデイサービス参加者は大半が女性で元気な高齢者の参加が多いとされている。他の地区でも同様の状況があるのか？
＜予測される問題＞
虚弱状態，介護・支援が必要な状況が進行し，介護や支援が必要な状況になっても状況に合うサービスが導入されず，生活状況が悪化する。

＊人口減少と少子高齢化が進行し，老々介護，介護者が認知症などの状況が増加する可能性がある
＜根拠となる事実＞
・市中心部から遠隔にあるAD地区は特に高齢化率が高く，また半数以上が75歳以上であり，介護や支援の必要な高齢者が急速に増加することが考えられる。
・独居高齢者や高齢者夫婦のみの世帯が全国値と比べて高い。高年クラブは市内全174行政区に対し105団体あり，設置率は高いが，近年はリーダーの後継者がいないという理由などで中止や廃止になるクラブが増加している。
・地域産業の規模は縮小傾向にあり，働く場がないことによる若者の流出が，人口減少，少子高齢化を促進する。
・U地区では住民は長い年月顔なじみの関係があり地域の結びつきは強い。一方A氏の事例からも介護は家族内の問題という考えが根付いていると考えられ，介護問題を家族内で抱え込む可能性がある。
＜予測される問題＞
要介護が進行しても周囲が気付かず，問題が悪化するまでサービス提供者に把握されない。
介護者の健康状態が悪化し，次の要介護高齢者となってしまう

ワークシート5

《課題解決のための戦略》
＊民生委員，自治会等と連携した，孤立している虚弱・要介護高齢者の実態把握
Z市では，民生委員や自治会活動，高年クラブ活動等地域の活動が盛んである。まずは民生委員自治会を通して，民生委員や自治会が把握する孤立している虚弱・要介護高齢者の有無，その背景を把握することで，これらの対象への介入戦略のヒントが得られると同時に，この問題に対する民生委員や自治会役員の考え方も把握することができ，協力者となってもらう可能性も生じると考える。民生委員等を通じて把握した，孤立している虚弱・要介護高齢者に対し，その高齢者に応じたサービス等の情報の提供，支援につなげることができる。
＊社会福祉協議会と協働によるミニデイサービスのあり方の検討
ミニデイサービスは，「地域において自主的な予防活動が活発に実施される」ことを目的とした事業として社会福祉協議会に委託し，各地区で実施されている。この事業を，虚弱になり，閉じこもりがちな高齢者であっても，身近で馴染みの人が集まる場所として機能するように，社会福祉協議会とあり方を検討していく。
＊病院や介護保険サービス事業所，保健センター等と虚弱要介護高齢者の個別課題と地域課題の検討
医療，介護等の専門職をはじめ，民生委員，自治会長，NPO法人，社会福祉法人，ボランティアなど地域の多様な関係者が適宜協働し，介護支援専門員のケアマネジメント支援を通じて，介護等が必要な高齢者の住み慣れた住まいでの生活を地域全体で支援していくことを目的として，地域で問題に関わる者が，専門職，非専門職を問わず集まって話し合う場を定例化し，問題解決のために機能するようにする。地域の虚弱・要介護高齢者の個別課題の検討と，これを通じた地域課題と解決策を検討する。

ワークシート6

テーマ：地域型フレイル予防事業の全市展開に向けたモデル実施

活動計画

長期目標

- 市内のすべての地区に高齢者の健康づくりの拠点ができ，それを住民が維持継続していける。
- 高齢者が可能な限りフレイルや要介護を先送りし，住み慣れた地区で住民とのつながりをもちながら幸福・安寧に暮らし続けられる。

短期目標

- モデル地区の全高齢者に健康づくりの場が周知され，その50％が1回以上参加することができる。
- 健康づくりの場への参加者の内90％の健康指標が，維持・改善する。
- 健康づくりの場への参加者の内90％が，参加継続できる。
- 健康づくりの場への参加者の内90％のQOLが向上する。
- 全モデル地区の世話役が，フレイル予防教室を継続する意思決定ができる。

具体的な事業・活動の内容

モデル地区（3地区）でのフレイル予防事業の実施
①モデル地区高齢者への周知
　対象：1）地区に在住する高齢者全員　2）老人会・自治会メンバー　3）虚弱な高齢者
　内容：
　＊教室のチラシ・ポスターの作成（開催3か月前）
　　住民目線から見たおすすめポイントを示し，口コミを促すメッセージを盛り込む。
　＊チラシ配布とポスター掲示（開催1か月前）
　　1）の対象へは，地区の掲示板，回覧板，公民館にポスター掲示し周知する。
　　2）の対象へは，会の長からメンバー全員にチラシを配布してもらう。
　　3）の対象へは，民生委員などの住民や地区担当保健師が訪問し個別に誘う。

②モデル実施
　対象：モデル実施に応じた地区に在住する虚弱～元気な高齢者で，開催場所まで自力で参加できる者（各地区25名程度）。
　場所：各地区公民館
　内容：
　＊教室は，1回60分・全20回（週1回・6か月間）のプログラムとする。
　＊1回のプログラムの内容は，フレイル予防の体操（40分）と交流会（20分）とする。
　＊月に1回保健師や栄養士の講話や体力測定・評価を行う。
　＊初回と3か月時点，6か月時点で，歩行速度・筋力・生活行動を評価し，効果を可視化して参加者に示す。
　＊月1回は世話役の住民と地区担当保健師が話し合いの場を持つ。
　＊欠席者には住民が帰りに声をかけることとし，欠席理由の把握と次回の参加勧奨を行う。
　スタッフ：
　＊事業担当保健師　初回および月1回会に参加し，教室の注意点やポイントを助言・指導し，講話を実施する。
　＊地区担当保健師　最初の1か月は毎回，2か月目は2週間に1回，3か月目以降は月1回，会に参加し，助言・指導する。
　＊栄養士　2か月に1回講話を行う
　＊PT　初回及び2か月に1回，体操の注意点やポイントを助言・指導する。

③事業の継続に向けた働きかけ
　対象：モデル地区の世話人
　場所：地域包括支援センター
　内容：＊世話人会を開催し，効果や課題，工夫点などの共有を図る。
　　　　＊継続に向けた抱負を表明し合う。
　　　　＊保健師は，会で出た意見を次年度計画に活かす。
　スタッフ：モデル地区の担当保健師，事業担当保健師。

ワークシート7 評価計画

テーマ：モデル地区におけるフレイル予防教室

	評価指標	評価方法
企画評価	1 健康課題は地域診断に基づく対象集団（地域）のニーズを反映し，優先順位の検討がなされたものか。	（実施前） ・左記5つの観点について，企画立案プロセス及び計画書を用いて，自己点検をする。
	2 フレイル予防教室の目標設定と健康課題とのずれはないか。 3 教室の周知方法は適切であったか（モデル地区全高齢者に周知される方法であり，気になっていた高齢者に確実に周知されたか）。 4 教室の計画内容（教室の対象者の選定，日時，場所，プログラム構成，機材，マンパワー，予算等）が適切であったか。 5 教室に関わる関係者（スタッフ，他機関関係者）と住民（世話役等）への企画に対する合意が得られているか。	（実施後） ・左記3，4の観点について，教室実施記録等から，以下①～③を用いて振り返り，修正すべき内容とその理由を検討する。 ① 実施プロセスで得られた教室参加者，世話役住民やスタッフ関係者からの意見や反応 ② 事業実績の記録で得られた教室参加者数，参加継続率，教室参加者の特性（性別年齢構成，居住地区） ③ 教室参加者の，心身機能やQOLの改善状況 ・左記1及び2の観点について，上記を踏まえ，当初の対象集団のニーズアセスメントが適切であったのか，これに基づく目標設定が適切であったのかを見直し，必要に応じ修正する。
実施評価	1 計画内容が（教室の実施方法），予定どおり実施され，教室運営に無理がないか。	（教室開催中） ・左記1について，教室実施記録を用いて，教室の運営進行状況，予算執行状況等の実績を記録化して確認し，必要に応じて計画を変更する。
	2 プログラムを運営するスタッフ，世話役の技量は無理がなく，適切であったか。	（教室開催中） ・左記2について，スタッフ関係者，世話役住民の運営技量，困難感，役割遂行への積極性，満足感などについて，教室進行中のスタッフや世話役の様子などを観察し，必要に応じてサポートする。 （終了時） ・関係者で振り返りを行ない，検討する。
	3 参加者は教室に積極的に参加し，満足感が得られているか。	（教室開催中） ・左記3について，教室参加者の参加に対する要望の内容とその充足度，満足感，積極的な参加態度について，教室進行中の参加者の反応や観察により検討する。 （終了時） ・参加者へアンケートから検討する。

結果評価	1　モデル地区の全高齢者に健康づくりの場が周知され，その50％が1回以上参加することができたか。 2　健康づくりの場所への参加者の内90％が，参加継続できたか。	(実施後) ・左記1及び2（教室終了時）について，モデル地区全高齢者のうちの参加率，継続参加率を教室の実施記録から確認し，目標の達成状況を検討する。
	3　健康づくりの場への参加者の健康指標が改善されたか。	(開始時と終了時) ・左記3について，教室の開始前後に，血圧測定や運動機能テストを実施し，改善状況を検討する。
	4　健康づくりの場への参加者の内90％のQOLが向上したか。	(教室最終回) ・左記4について，参加者の主観的健康観，社会との交流状況，趣味・生きがいの状況，教室に参加して良かったことを自由に語ってもらう時間をつくり，改善状況を検討する。
	5　モデル地区の世話役が，フレイル予防教室を継続する意思決定ができる。	(終了時) ・左記5について，世話役の教室継続に対する考えなどを話し合う機会を作り，継続への意欲や態度を確認する。

Ⅳ 地区資料

1 人口・世帯・保健統計

1）市全体の状況（2016年度）

項目	データ
人口	35,479人
年齢3区分別人口	0〜14歳：4,683人（13.2％） 15〜64歳：19,372人（54.6％） 65歳以上：11,424人（32.2％）
合計特殊出生率	1.68
出生率	6.4（人口千人対）
死亡率	13.4（人口千人対）)
要介護認定	認定件数2,048人 要支援　328件（16％），要介護1　432件（21％） 要介護2　358件（17.5％），要介護3　301件（14.7％） 要介護4　352件（17.2％），要介護5　277件（13.5％）

出典：Z市統計要覧

2）高齢者の状況

高齢化率の推移：高齢化率は高まる傾向にあり，国や県に比べて高齢化率は32.2％と高くなっている。

高齢者世帯の家族構成：平成25年現在の高齢者がいる世帯の家族構成を見ると，「単身世帯」が19.5％と約2割，「夫婦のみの世帯」が25.3％と約2割強を占めている。

要支援・要介護認定者数：前年度末の高齢者人口は11,432人で，このうち要支援・要介護認定者数は2,217人で，要介護認定率は19.4％となっている。

3）こども・家庭の状況

出生数：近年における出生数を見てみると，2012年に前年度を約60人下回る大幅な減少となり，その後も減少し続けている。

合計特殊出生率：合計特殊出生率は，2000年に一旦上昇したが，2012年には再び減少し，2013年度現在1.68となっている。

ひとり親世帯の状況：2013年度現在のひとり親世帯は161世帯で，うち母子世帯が9割を占めている。また，ひとり親世帯数は，2000年以降の母子世帯の増加に伴い，増加傾向にある。

表）Z市の高齢者年次推移

高齢者の推移	1965	1975	1989	2000	2006	2012	2013	2014	2015	2016
総人口（人）	56,857	49,276	45,626	41,571	39,685	37,996	37,426	36,828	36,092	35,479
65歳以上人口（人）	5,345	6,455	9,353	11,057	11,469	11,626	11,602	11,490	11,441	11,424
総人口に対する割合（％）	9.4	13.1	20.5	26.6	28.9	30.9	31.0	31.2	31.7	32.2
75歳以上人口（人）	1,762	2,315	3,421	4,490	5,079	5,964	6,026	6,076	6,099	6,138
総人口に対する割合（％）	3.1	4.7	7.5	10.8	12.8	15.7	16.1	16.5	16.9	17.3
高齢独居世帯（世帯）	689	756	893	1,007	1,202	1,411	1,421	1,478	1,511	1,523
高齢夫婦世帯（世帯）	1,137	1,378	1,498	1,530	1,754	1,879	1,893	1,925	1,951	1,976

表）Z市の要介護認定者数の年次推移

	2000	2004	2012	2013	2014	2015
要介護認定者数（人）	1,271	1,856	2,196	2,199	2,203	2,217
全高齢者数に対する割合（％）	11.5	16.5	18.9	19.0	19.2	19.4
要支援1，2（人）	95	427	371	418	418	430
要介護1，2，3（人）	788	908	1,197	1,190	1,214	1,182
要介護4，5（人）	388	521	628	591	571	605

4）疾病統計・死因

市全体の死因をみると，2004 年は 1 位が悪性新生物で，肺炎及び気管支炎が 2 位であったが，2005 年以降は心疾患が 2 位となっている。

5）地域別の状況

地区別人口構成・独居高齢者世帯（2016 年度）

項目		A 地域	B 地域	C 地域	D 地域	全体
地域別人口（人）		4,758	17,175	6,444	7,102	35,479
	構成比（％）	13.4	48.4	18.2	20	100
65 歳以上人口（人）		1,831	4,294	1,920	2,535	11,424
	地域別人口に占める割合（％）	38.5	25.0	29.7	35.7	32.2
75 歳以上人口（人）		1,034	2,631	1,034	1,439	6,138
	地域別人口に占める割合（％）	21.7	15.3	16.0	20.3	17.3
高齢者を含む世帯数		986	3,424	1,489	1,911	7,810
うち独居高齢者世帯		244	547	268	464	1,523
うち高齢夫婦世帯		283	778	362	553	1,976
一人暮らし高齢者（65 歳以上）（人）		329	598	284	312	1,523
	65 歳以上に占める割合（％）	22.3	14.1	15.1	14.3	15.6
一人暮らし高齢者（75 歳以上）（人）		242	393	202	224	1,061
	75 歳以上に占める割合（％）	28.7	16.8	18.3	18.3	19.4

出典：Z 市高齢者福祉計画・介護保険事業計画

2 地区組織及び地域資源

1）民生委員

民生委員の活動は 4 つの地域に分かれて行われており，定員数は 132 人である。

2）自治会・自治協議会

市内には 7 小学校区があるが，自治協議会は旧 18 小学校区単位で設立・運営されており，地域の活性化，伝統文化の保存や世代間交流を図るための様々な活動が行われている。最少行政単位である自治会は，市内全 174 行政区に分かれている。

3）高年クラブ

高年クラブは旧小学校区単位で設立されており，市内には現在 105 団体がある。高年クラブによって，各種のスポーツや交流事業が行われており，高齢者が要介護状態に陥ることを予防するだけでなく，生きがい作り，閉じこもり防止にもつながる高齢者の元気対策となっている。

近年，高年クラブリーダーの後継者がいないなどの理由で中止や廃止になるクラブが増加しており，市行政や各地区においての課題となっている。

4）食生活改善推進員

各地域で食生活改善推進員による地産地消・食育の推進など自主的な活動が展開されている。研修会の開催や保健事業との連携など活動を支援している。

5）関連する公共機関　地図参照　（2016 年度）

項目		A 地域	B 地域	C 地域	D 地域	全 体
保育所（園）	公立	0	1	0	0	1
	私立	0	2	2	0	4
幼稚園（園）		1	0	0	1	2
認定こども園	公立	1	1	1	1	4
	私立	0	1	0	0	1
小学校（校）		1	3	2	1	7
中学校（校）		1	1	1	1	4
学童クラブ（か所）		1	2	1	1	5
障害児放課後クラブ（か所）		0	1	0	0	1
公民館		1	1	1	1	4

6）関連する医療福祉施設 地図参照

(1) 医療機関

		A地域	B地域	C地域	D地域	全体
病院	公立	0	1	0	0	1
	私立	0	0	1（精神科）	1	2
診療所（開業医）：医科		4	7	4	2	17
診療所（開業医）：歯科		1	5	2	2	10

(2) 介護保険施設サービス

	A地域	B地域	C地域	D地域	全体
介護老人福祉施設	1	1	1	1	4
介護老人保健施設	0	0	0	1	1
介護療養型医療施設	0	0	0	0	0

(3) 介護保険居宅サービス

	A地域	B地域	C地域	D地域	全体
訪問介護	1	1	1	1	4
訪問入浴介護	1	0	1	0	2
訪問看護	0	1	0	1	2
訪問リハビリテーション	0	0	0	0	0
通所介護（デイサービス）	3	3	1	2	9
通所リハビリテーション	0	1	0	0	1
福祉用具貸与・販売	0	3	1	0	4
短期入所生活介護	1	1	1	1	4
短期入所療養介護	0	0	0	0	0
居宅介護支援事業所	1	4	2	1	8

7）社会福祉協議会

市社会福祉協議会では，介護保険制度における居宅介護支援事業所及びサービス事業所としてのサービス提供とともに，地域ミニデイサービス活動支援，ボランティア市民活動センターの運営など，様々な地域福祉に関する活動を実施している。現在，市の保健福祉事業との連携強化を図っており，関係団体などのネットワーク作りや地域福祉の推進に向けた地域福祉活動計画の策定と実践を行っている。B地区の地域包括と同じ建物に入っている。

3 関連する施策・事業 （出典：Z市高齢者福祉計画及び介護保険事業計画）

1）介護予防施策

(1) 一次予防事業

①介護予防普及啓発事業

・地域ミニデイサービス事業（Z市社会福祉協議会に運営を委託）

目的	地域で生活している60歳以上の利用者とボランティア等が気軽に集まり，ふれあいを通して生きがいづくり・仲間づくりの輪を広げまた，地域の介護予防の拠点として心身機能の維持向上を図り，もって地域福祉の増進に資することを目的とする

運営主体	Z市社会福祉協議会（市委託事業）
実施主体	地区社会福祉協議会を通じて小地域の住民で組織されたグループ等
対象	地区内に住む一次予防および二次予防高齢者
実施回数	月1回〜週3回
実施場所	公民館，集会所，空き店舗，小学校，個人宅，お寺等
世話人等	活動援助員（2〜3名），ボランティアなど
参加費	無料〜500円（1回あたり）
実施時間	3時間〜5時間程度
プログラム等	各開催場所によって異なる [主な内容]健康体操・リハビリ体操／手芸・折り紙／レクリエーション／茶話会／料理／カラオケ・唄／戸外活動／健康チェック／介護予防の講話など
2016年度実績	開催箇所数　45か所　参加登録者数　682人

・ヘルスアップ教室・トレーニング機器利用事業

　介護予防に関する知識や技術を習得する事業

〈教室担当〉 保健師，理学療法士，健康運動士など
　2016年度開催回数　8回　参加者延べ人数　104人
・いきいき長生き教室
　地域住民の交流の場づくりの支援を行う。
　〈教室担当〉 保健師，地域いきいき応援隊
　2016年度開催回数　18回　参加者延べ人数　216人
②地域介護予防活動支援事業
・地域いきいき応援隊養成講座（市社会福祉協議会へ委託）
・A市健康福祉大学（健康福祉大学へ委託）
　ダンス，民謡，書道，俳句，囲碁，ボランティアサークル等会員による自主活動
(2) 二次予防事業　※2017年度から，従来の要支援認定者に対する訪問・通所サービス及び全ての高齢者を対象とした介護予防事業を統合し総合的に実施するため，「介護予防・日常生活支援事業」に変更予定
　①二次予防事業対象者把握事業
　　住民検診等で行った「基本チェックリスト」により二次予防事業対象者を選定。
　　2016年度　基本チェックリスト実施者数　3,261人
　　　　　　　二次予防事業候補者数　　　　711人
　　　　　　　二次予防事業参加者数　　　　112人
　②訪問型介護予防事業
　　二次予防事業対象者等に対して，保健師，栄養士，理学療法士等が訪問し，指導助言を行う。また地域で行われている事業や行事への参加を促す。
　　2016年度実績　39件
(3) 任意事業
　①家族介護用品支給事業
　〈内容〉在宅で寝たきりや認知症の高齢者を介護されている家族に対し，介護用品を支給する。
　〈対象者〉市民税非課税世帯で，介護保険の要介護3以上の高齢者等を在宅で介護している家族。
　②介護家族教室・介護者交流事業
　〈内容〉介護の方法や介護予防，健康づくりなどについて知識を深める介護教室を行う。また，介護をされている方を一時的に介護から解放するとともに，日帰り旅行による介護者相互の交流を行い，心身の元気の回復を支援する。
　〈対象者〉
　　a. 家族介護教室…高齢者を介護している家族や近隣の援助者等
　　　2016年度実績　　年3回　　延17人
　　b. 家族介護者交流事業…高齢者を介護している家族
　　　2016年度実績　　年1回　　　7人
　③家族介護慰労金
　〈内容〉日常生活のお世話が必要な寝たきりや認知症の高齢者を介護されている方に介護慰労金を支給する。
　〈対象者〉65歳以上の要介護4または5と認定された方を家庭で主として介護されている方（市民税非課税世帯に限る）。
　④給食サービス事業
　〈内容〉65歳以上の一人暮らし高齢者や高齢者夫婦世帯，またはこれに準ずる世帯並びに身体障害者であって食事の調理が困難な方を対象に弁当を配食ボランティアが友愛訪問と安否確認を兼ねて届けるサービス。
2）在宅生活支援サービス（市独自事業）
(1) 在宅サービス施策事業
　①軽度生活援助事業
　〈内容〉介護保険制度の要介護認定を受けていない高齢者で日常生活の援助が必要な方にホームヘルパーを派遣。社会福祉法人やシルバー人材センターに委託し，全地域で行っている。
　〈対象者〉介護保険制度の要介護認定を受けていない概ね65歳以上のひとり暮らしの方で，日常生活の援助が必要な方。
　②訪問理美容サービス利用助成事業
　〈内容〉理容店（美容院）に行くことが困難な寝たきりの高齢者や重度の身体障害者の家へ理容師（美容師）が訪問し，理美容サービスを行う。
　〈対象者〉介護保険の要介護度が4・5の方，療育手帳A判定の方及び身体障害1・2級の方で理美容店へ行くことが困難な方。
　③外出支援サービス
　・高齢者等優待乗車証交付事業
　〈内容〉高齢者・障害者および生活困窮者に対し，高齢者優待乗車証を交付することにより，高齢者等の社会参加の促進や移動の支援を行う。
　・移送サービス
　〈内容〉移送手段を確保することが困難なため医療や福祉施設等への外出が困難な方に，移送用車両により送迎を支援する。
　〈対象者〉歩行障害や内部障害（人工透析等）により，単独では公共交通機関を利用することが困難な方で，外出時に車いすやストレッチャーを必要とする方。
　④敬老事業
　〈内容〉長寿を祝うことを目的とし，100歳到達者に祝金を贈呈。
(2) 居住環境向上のための施策・事業
　①人生80年いきいき住宅助成金
　〈内容〉高齢者や障害者の身体状況に応じた住宅改造をするにあたって，住まいの改良相談員が必要と認めた場合，住宅改造費を助成。
　〈対象者〉所得税非課税世帯で，次のいずれかに該当し，住宅改造を必要とする世帯の生計中心者。
　　a. 介護保険制度による要支援又は要介護認定を受けた方の属する世帯。

b. 身体障害者手帳の交付を受け，障害の程度が1～2級の方の属する世帯。
c. 療育手帳の交付を受け，その障害の程度が「A」の方の属する世帯。
②緊急通報装置の貸与
〈内容〉緊急時の不安を解消し，緊急事態に速やかな対応ができるよう，ひとり暮らし高齢者等で，安否の確認を必要とする方に機器を貸与。
〈対象者〉65歳以上でひとり暮らしの方や高齢者世帯などで障害又は病弱等により必要と認められる方。
(3) 施設系サービス施策・事業
①養護老人ホーム
〈内容〉心身の状況,経済的または環境上の理由により，在宅での生活が困難な高齢者の養護老人ホームへの入所について相談に応じる。平成18年からは，介護保険の特定施設入居者生活介護としての指定を受けており，要介護認定者には訪問介護などの外部サービスが提供されている。
〈対象者〉概ね65歳以上の高齢者で，心身の状況，環境上の理由及び経済的な理由により，在宅において養護を受けることが困難な高齢者（市が養護老人ホームに入所措置する）。
(4) その他の高齢者対象事業
①廃棄物処理手数料の減免
〈内容〉常時おむつを使用している要介護4・5の方を介護する世帯に，要介護者1人につき可燃ごみ袋（大）年間50枚を給付する。
②介護保険外の福祉用具貸与事業（市社会福祉協議会に委託）
〈内容〉介護保険での福祉用具レンタルができなくなった要支援1・2及び要介護1の認定者や虚弱高齢者に対し，介護用電動ベッドや車いす等の福祉用具を低価格または無料で貸し出す。
③福祉サービス利用援助事業（市社会福祉協議会に委託）
〈内容〉判断能力の不十分な高齢者や障害者などが日常的な金銭管理と福祉サービスを使用する際の援助。
④ふれあい喫茶（市社会福祉協議会に委託）
〈内容〉地域における介護予防事業の一環として，地域の公民館などで高齢者から子供まで市民誰もが気軽に参加し，地域づくり・生きがいづくりをする交流の場として実施。

2) **介護保険サービスの内容及び利用状況**（出典：Z市高齢者福祉計画及び介護保険事業計画）
(1) 居宅サービス
①訪問介護／介護予防訪問介護

	実績		
	2014年度	2015年度	2016年度
介護給付（回／月）	6,289	6,321	6,549
介護給付（人／月）	313	319	328
予防給付（回／月）	1,597	1,821	1,956
予防給付（人／月）	107	124	132

②訪問入浴介護／介護予防訪問入浴介護

	実績		
	2014年度	2015年度	2016年度
介護給付（人／月）※延	34	38	41
予防給付（人／月）※延	—	—	—

③訪問看護／介護予防訪問看護

	実績		
	2014年度	2015年度	2016年度
介護給付（回／月）	1,442	1,499	1,524
介護給付（人／月）	132	134	140
予防給付（回／月）	102	106	112
予防給付（人／月）	10	11	12

④訪問リハビリテーション／介護予防訪問リハビリテーション

	実績		
	2014 年度	2015 年度	2016 年度
介護給付（回／月）	156	167	170
介護給付（人／月）	14	15	15
予防給付（回／月）	—	—	—
予防給付（人／月）	—	—	—

⑤居宅療養管理指導／介護予防居宅療養管理指導

	実績		
	2014 年度	2015 年度	2016 年度
介護給付（人／月）※延	148	166	171
予防給付（人／月）※延	10	11	13

⑥通所介護／介護予防通所介護

	実績		
	2014 年度	2015 年度	2016 年度
介護給付（人／月）※延	428	437	467
予防給付（人／月）※延	154	137	147

⑦通所リハビリテーション／介護予防通所リハビリテーション

	実績		
	2014 年度	2015 年度	2016 年度
介護給付（人／月）※延	152	156	170
予防給付（人／月）※延	43	44	51

⑧短期入所生活介護／介護予防短期入所生活介護

	実績		
	2014 年度	2015 年度	2016 年度
介護給付（回／月）	1,776	1,809	1,912
介護給付（人／月）	193	198	219
予防給付（回／月）	20	19	15
予防給付（人／月）	4	4	3

⑨短期入所療養介護／介護予防短期入所療養介護

	実績		
	2014 年度	2015 年度	2016 年度
介護給付（回／月）	178	160	238
介護給付（人／月）	19	19	20
予防給付（回／月）	2	0	1
予防給付（人／月）	1	0	1

⑩特定施設入居者生活介護／介護予防特定施設入居者生活介護

	実績		
	2014 年度	2015 年度	2016 年度
介護給付（人／月）※延	40	45	47
予防給付（人／月）※延	6	7	7

⑪福祉用具貸与／介護予防福祉用具貸与

	実績		
	2014年度	2015年度	2016年度
介護給付（人／月）※延	581	622	658
予防給付（人／月）※延	72	73	83

⑫特定福祉用具販売／介護予防特定福祉用具販売

	実績		
	2014年度	2015年度	2016年度
介護給付（人／月）※延	15	15	18
予防給付（人／月）※延	10	11	8

(2) 地域密着型サービス

①認知症対応型通所介護／介護予防認知症対応型通所介護

	実績		
	2014年度	2015年度	2016年度
介護給付（回／月）	112	123	145
介護給付（人／月）	12	14	15
予防給付（回／月）	—	—	—
予防給付（人／月）	—	—	—

②小規模多機能型居宅介護／介護予防小規模多機能型居宅介護

	実績		
	2014年度	2015年度	2016年度
介護給付（人／月）※延	32	35	35
予防給付（人／月）※延	2	2	2

③認知症対応型共同生活介護／介護予防認知症対応型共同生活介護

	実績		
	2014年度	2015年度	2016年度
介護給付（人／月）※延	89	93	98
予防給付（人／月）※延	3	5	4

(3) その他

①住宅改修／介護予防住宅改修

	実績		
	2014年度	2015年度	2016年度
介護給付（人／月）※延	14	15	16
予防給付（人／月）※延	5	6	7

②居宅介護支援／介護予防支援

	実績		
	2014年度	2015年度	2016年度
介護給付（人／月）※延	795	817	823
予防給付（人／月）※延	296	281	307

3) 成人・高齢者保健事業の内容及び利用実績 (出典：平成24年度Z市保健事業のまとめ)

(1) 健康増進事業

①健康手帳の配布（新規交付）

区　　分	交付人数（人）
40～74歳	246
75歳以上	0
合計	246

②居宅介護支援／介護予防支援

　生活習慣病予防，歯周病疾患予防，骨粗鬆症予防，肩こり腰痛体操などについて，講話，実技指導，調理実習等を行う。

内　　容	実施回数	参加人数(延べ)
運動教室（ヘルスアップ教室）	174	616
地域活動支援（地域いきいき応援隊（介護予防サポーター）養成講座）	12	155
組　織　支　援	31	944
そ　の　他	63	637

③健康相談

　問診，血圧測定，体脂肪測定，歯の相談，保健栄養指導等

実施会場	実施回数	参加人数
運動教室（ヘルスアップ教室，機器利用，健康ゾーン）	111	423
地域活動支援（地域いきいき応援隊（介護予防サポーター）養成講座）	21	51
組織支援	13	114
市民健康相談（すこやか市民ドック時含む）	69	822
こころの相談	3	4
その他	32	212

④健康講演会

　各健康福祉センター等を会場に，生活習慣病予防・体力増進等を目的に啓発等を行う。

実施回数	参加人数
11	257

⑤訪問指導（40～64歳）

　対象者の自宅に訪問し，家庭における療養方法，機能訓練方法，生活習慣病予防等に関する指導を行う。

	実人数	延べ人数
要指導者等	8	16
個別健康教育対象者	0	0
閉じこもり予防	5	11
介護家族者	14	17
寝たきり者	7	8
（再掲）口腔指導	2	2
（再掲）栄養指導	0	0
認知症	2	2
その他	7	14
合計	42	68

(2) すこやか市民ドック（基本健診）
※国保加入者数：8,727 人（加入率24.6%対全人口）
　前期高齢者（65～74歳）の構成比率36.8%（加入率78.74%対65～74歳人口）

①生活習慣病予防健診（対象者：20～39歳）

	A 地域	B 地域	C 地域	D 地域	全体
異常なし	9	104	10	15	138
継続加療	0	10	1	4	15
軽度異常	7	61	8	23	99
要医療	2	32	2	10	46
要指導	6	73	13	16	108
計	24	280	34	68	406

②特定健診（対象者：40～74歳のZ市国保加入者）

	A 地域	B 地域	C 地域	D 地域	全体
異常なし	12	49	16	23	100
継続加療	146	1,017	284	27	1,474
軽度異常	23	225	59	64	371
要医療	57	338	63	90	548
要指導	108	761	102	204	1,175
計	346	2,390	524	408	3,668

③後期高齢者健診（対象者：75歳以上）

	A 地域	B 地域	C 地域	D 地域	全体
異常なし	2	28	2	5	37
継続加療	121	619	168	101	1,009
軽度異常	9	66	3	16	94
要医療	15	34	7	19	75
要指導	29	184	16	51	280
計	176	931	196	192	1,495

(3) 特定健診（メタボリック・シンドローム判定）・特定保健指導
①メタボリック・シンドローム判定（すこやか市民ドック，人間ドック，個別健診）　　（単位：人）

		A 地域	B 地域	C 地域	D 地域	全体
受診者数		358	2,640	631	666	4,295
判定	該当	43	324	80	64	511
	予備軍	29	235	55	54	373
	非該当	286	2,081	496	548	3,411

②特定保健指導　　（単位：人）

	対象者数	初回参加数	参加率
情報提供	3,679		
動機づけ支援	294	122	41.5%
積極的支援	136	44	32.4%

③健診結果改善教室・糖尿病予防　　　　　　　　　　　　　　　　　　　　　（単位：人）

	対象者数	初回参加数	参加率
男性	338	37	11%
女性	600	96	16%
合計	938	133	14%

(4) すこやか市民ドック（がん検診等）

①子宮がん検診（対象：20歳以上）

受診者（人）	要精検（人）	精検率（％）
2,706	46	1.6

②乳がん検診（対象：40歳以上）

受診者（人）	要精検（人）	精検率（％）
1,855	140	7.5

③胃がん検診（対象：40歳以上）

区分	受診者（人）	要精検（人）	精検率（％）
男	1,588	93	5.8
女	1,799	79	4.4
計	3,387	172	5.0

④肺がん検診（対象：40歳以上）

区分	受診者（人）	要精検（人）	精検率（％）
男	2,200	65	2.9
女	2,779	56	2.0
計	4,979	121	2.4

⑤大腸がん検診（対象：40歳以上）

区分	受診者（人）	要精検（人）	精検率（％）
男	1,905	101	5.3
女	2,501	99	4.0
計	4,406	200	4.5

⑥前立腺がん（50歳以上）

受診者（人）	要精検（人）	精検率（％）
1,655	76	4.6

⑦肝炎ウイルス検診

　a. C型肝炎ウイルス

受診者（人）	要精検（人）	精検率（％）
65	0	0

　b. B型肝炎ウイルス

受診者（人）	要精検（人）	精検率（％）
66	1	1.5

(5) すこやか市民ドック（その他の検診）

①歯周病検診（20歳以上の節目年齢）

年齢	受診者	正常	要注意	要医療
39歳以下	25	5	2	18
40～64歳	157	10	14	133
65歳以上	65	2	3	60
計	247	17	19	211

②骨粗鬆症検診（40歳以上の女性）

年齢	受診者	正常	要注意	要医療
40～44歳	3	3	0	0
44～49歳	8	7	1	0
50～54歳	6	5	1	0
55～59歳	8	3	3	2
60～64歳	20	11	7	2
65～69歳	16	9	3	4
70歳以上	14	7	4	3
計	75	45	19	11

(6) 人間ドック受診助成

病院名	区分	受診者数
公立Z病院	日帰り	178
	1泊2日	40
C医療センター	日帰り	51
D医療センター	日帰り	19

4 Z市自殺者統計 (出典：平成24年警察別自殺者統計（Z警察署管内）)

1) 年齢別自殺者数（男性）

配偶者	20歳未満	20～29歳	30～39歳	40～49歳	50～59歳	60～69歳	70歳以上	計	総数
あり	0	0	1	1	1	0	2	5	7
なし	0	0	0	1	1	0	0	2	
不詳	0	0	0	0	0	0	0	0	

2) 年齢別自殺者数（女性）

配偶者	20歳未満	20～29歳	30～39歳	40～49歳	50～59歳	60～69歳	70歳以上	計	総数
あり	0	1	0	0	1	1	1	4	5
なし	0	0	0	0	0	0	1	1	
不詳	0	0	0	0	0	0	0	0	

3) 原因・動機別自殺者数（複数回答）

性別	家庭		健康		経済・生活		勤務		男女		学校		その他		不詳		計	総数
	人数	構成比	人数	構成比	人数	構成比	人数	構成比	人数	構成比	人数	構成比	人数	構成比	人数	構成比		
男	1	10.0%	3	30.0%	4	40.0%	2	20.0%	0	0.0%	0	0.0%	0	0.0%	0	0.0%	10	17
女	1	14.3%	4	57.1%	1	14.3%	0	0.0%	0	0.0%	0	0.0%	0	0.0%	1	14.3%	7	

参考：自殺による死亡率　人口10万対　（平成23年労働省人口動態調査）
　　　全国　22.8　, X県　22.9
　　　Z市　36.6（平成24年, 上記数値より算出）

5. U地区について

1）地区の概況

U地区は旧U小学校区であり，Z市中心部から車で10分ほどの山間部に位置している。山間部のため鉄道の駅はなく，公共交通機関はコミュニティバスである。U地区内は，週3回1日5便運行している。

U地区の総人口は130人で，そのうち高齢者人口は41人，高齢化率は31.5%である。

また，総世帯数は46世帯で，そのうち高齢世帯は18件（高齢独居世帯5件を含む），1世帯当たり人員は2.8人で年々減少し，核家族化が進行している。

地域の特色としては，男性は生まれたときからU地区に住み，女性は結婚と同時にU地区に住んでいる高齢者が多く，住民は互いに長い年月顔なじみである。また，2世帯同居は少ないが同敷地内に居住，もしくはU地区内やZ市内などの比較的近隣に子供家族が住んでいる世帯も多い。

2）U地区ミニデイサービス

(1) 経緯

U地区のミニデイサービスは，家に閉じこもりがちな高齢者が出かける場として，地区社会福祉協議会の指導・協力・アドバイスのもと，8年前にA氏の前代高年クラブ会長が中心となり開始した。

(2) 実施場所：U地区公民館

(3) 開催頻度：月1回（第2金曜日 13時〜16時）

(4) 活動内容：

交流，レクリエーションを主な内容とし，年初めに，年間の行事計画をたて，活動している。また，地域包括支援センター保健師による健康チェック（血圧・体重測定）を年2回，理学療法士による軽体操を年1回おこなっている。

(5) 世話人：

地区区長，地区高年クラブ会長

(6) 参加者：

1回の参加者数は，行事内容によりばらつきがあるが，平均して10名程度である。参加者の大半は女性で，元気な高齢者（一次予防対象者）の参加が多い。

月	行 事 予 定
1月	新年会
2月	健康チェック
3月	カラオケ
4月	花見会
5月	軽体操
6月	オセロ大会
7月	ラジオ体操
8月	健康チェック
9月	敬老会
10月	日帰りバス旅行
11月	芋煮会
12月	忘年会

表3 U地区 年代別人口構成

総人口（%）	0〜14歳	15〜59歳	60〜64歳	65〜69歳	70〜74歳	75歳以上
130（100）	13（10.0）	66（50.7）	10（7.7）	8（6.2）	7（5.4）	26（20.0）

出典：Z市住民基本台帳（平成25年10月1日時点）

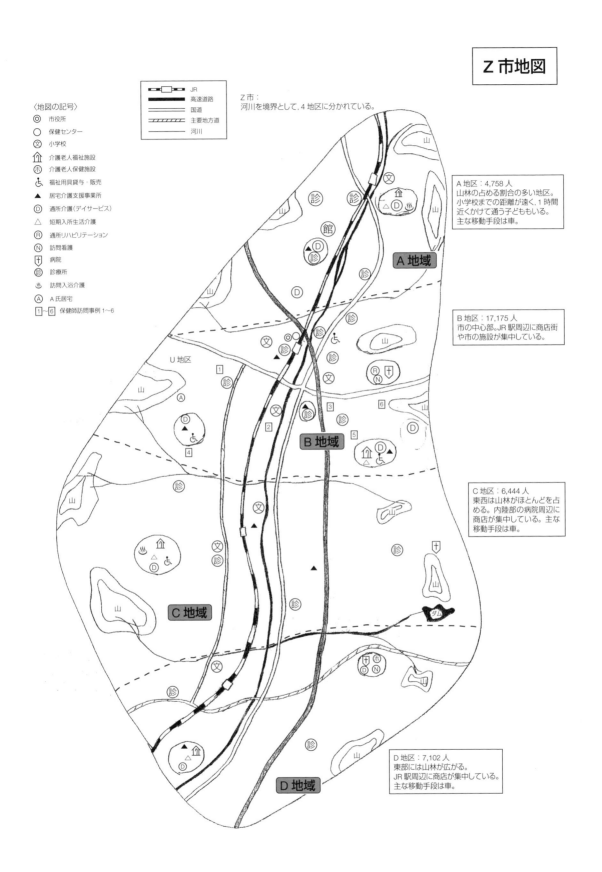

V 事例解説編　活動の実施・評価の実際

　この項では、保健師がどのように活動を展開し、評価して次の活動展開につなげていくのかを、より具体的にイメージできるように、活動の実施評価の実際を示します。演習Bの実際編であり特に活動の評価をどのようにしているのかを学習する参考にして下さい。演習事例のモデルである兵庫県養父市の吉田由佳保健師による活動例を紹介します。

1. 地域概況と保健師活動体制

　養父市は兵庫県北部の但馬地域の中央に位置する四方を山に囲まれた緑豊かなまちです。人口は、24,418人、老年人口割合は36.4％、後期高齢者人口割合は20.7％（いずれも2017（平成29）年8月1日時点）で、兵庫県内でも高齢化が進んだ地域の一つです。2014（平成26）年5月には国家戦略特区に指定され、"農"を中心に豊かな自然環境を活かし、子どもからお年寄りまで市民の誰もが役割を持ち活躍できる社会を目指しています。

　保健師は、健康課9名、介護保険課地域包括支援センター1名、社会福祉課2名、子ども育成課1名の計13名（うち管理職2名）です。健康課では地区担当制（業務分担制との併用）で業務を行っています。

2. 保健師が「対応が必要」と考えた課題

1）これまでの経緯

　2007年（平成19年）から、地域包括支援センターと社会福祉協議会が共同して「介護予防サポーター」を養成し、修了生が地域で活躍できる環境づくりを行ってきました。高齢者が身近な場所で集える場づくりを行うようになり、交流や簡単な体操などを目的としたサロンが市内全域111か所にまで拡がりました（2012年平成24年時点）。サロンは高齢者の社会参加の場として、非常に重要な役割を担っています。

　一方で吉田保健師は、養父市全体の高齢者の現状をアセスメントし、根拠に基づいて活動を展開したい、また活動の効果も目に見える形になるよう評価したいと考えていました。そこで研修受講をきっかけに知り合った東京都健康長寿医療センター研究所（以下研究所）と共に、介護予防効果検証事業に取り組むことになりました。まずは、養父市の高齢者の現状を知るため、全高齢者を対象とした健康や生活についての調査を実施しました（第1回目調査2012（平成24）年）。さらに介護予防の地域展開を推進するために、住民自身や高齢者に関わる人々から意見を聞く、コミュニティ会議*を企画、実施しました。

「コミュニティ会議」
(独)科学技術振興機構社会技術開発センター（JST-RISTEX）から助成をうけ，平成24年度に実施した。養父市の住民リーダーや保健医療福祉の専門職に参加を依頼し，地域課題の整理と自助・互助・公助による解決について意見交換を行った。これをもとに，コミュニティ会議からのメッセージとして，地域ぐるみの健康づくりを呼びかけるチラシを作成した。またここで得られた意見が，「笑いと健康お届け隊」養成の企画につながった。

2) 現状と課題

吉田保健師は以下の2点を課題と考えました。
(1) 市内は山間地域を擁するため（市役所まで車で1時間を要する地域も多い），市役所で介護予防教室を実施しても，参加人数が限られ，また，教室が終了ししばらくすると，一度改善した生活習慣や健康状態が元に戻ってしまっている。
➡歩いて通えるような身近な場所で健康づくりを継続できる場が必要である。

(2) 小地域単位での実施となると行政職員や外部講師が定期的に運営するにはマンパワー，経済両面において不可能と考えられる。また，介護予防サポーターの協力を得る場合，最低でも週1回の開催が望ましいフレイル予防教室では，無償のサポーターには負担が大きいと考えられる。さらに，どの地区にも介護予防サポーターがいるわけではなく，人材に恵まれない地域では実施が困難である。
➡小地域での健康づくり活動の普及推進を担うマンパワー確保が必要である。

3. 課題に対する活動の実際

2で明らかにした課題を解消するために次のような活動を実施しました。

1) 活動の目的と目標

設定した活動の目的は次の3点です。

①市内各地に，歩いて通える身近な場所で健康づくりを継続できる場をつくり出し，その場を住民自身の力で継続していけるようにする。②これにより，養父市の要介護認定にかからないすべての高齢者のフレイル予防を推進する。③各地における身近な健康づくりの場づくりの協力者を住民の中から育成し，ともに取り組む。

この目的のために次のような目指す姿（長期目標）と短期目標を考えました。

(1) 目指す姿（長期目標）
・介護認定を受けていない市内の高齢者が，可能な限りフレイル状態への移行を先送りする。
・住民主体のフレイル予防を身近な地域で取り組む地区が市内全域に拡がる。
・近隣同士互いの健康を気づかいあう関係性が構築され，フレイル状態や介護が必要な状態になっても配慮し合い，助け合えるような地域の価値観が醸成される。

(2) 短期目標
①養成された住民協力者が，実際に教室活動に携わる。
②地区の高齢者が，モデル的に開始した教室に参加することを通して，身体機能及び生活機能が改善する。
③モデル地区住民が，教室終了後，自主的に定期的に集まり，健康づくりに取り組むようになる。

2) 活動の実際

養父市内には，150 余りの行政区があります。この150地区すべてに介護予防の取り組みを普及するにあたり，ボランティアである「介護予防サポーター」に頼ることは，彼らの負担が大きくなり過ぎることが推測されました。また，サポーターが養成されている地域には偏りがあることもあり，ボランティアではなく，組織的に人材を確保する必要があると考えました。養父市のシルバー人材センターは福祉部門を有しており，地域での福祉活動に力を入れていたことに着目し，市からシルバー人材センターに協力を依頼することにしました。シルバー人材センター福祉部門に登録する高齢者を対象に，協力者を養成し，養成した人材に介護予防の普及啓発に取り組んでもらうという仕組みを考案しました。シルバー人材センター福祉部門登録者で要請を受けた会員を，「笑いと健康お届け隊」と名付け，彼らが市内各地域に出張し，フレイル予防教室「毎日元気にクラス」を運営する，という仕組みを創りました（図参照）。

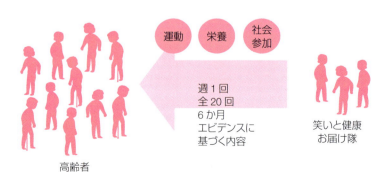

毎日元気にクラス

(1) フレイル予防教室「毎日元気にクラス」で実施するプログラムの開発

　研究所が開発し成果が検証されているプログラム（運動，栄養，社会プログラムから成る「フレイル予防プログラム」）をアレンジして活用しました。コースは1回60分・全20回（週1回・6か月間）です。特にアレンジした点は，コース終了後に住民が自主的に継続できるようにするためのプログラムです。自主運営にむけてイメージが湧きやすいように，健康づくりを継続している地区の住民に地域での活動方法を伝えてもらったり，参加者による座談会を盛り込みました。

(2)「笑いと健康お届け隊」の養成
　①第1期養成研修の開催
　2014（平成26）年3月から5月にかけて全10回シリーズで，市（健康課，地域包括支援センター），研究所，シルバー人材センターが共同で開催しました。

　研修では，研究所が開発した実施マニュアル（「笑いと健康お届け隊」指南書）を用いて，保健師，研究所職員，外部講師が講義と実技を実施しました。実施内容は「運動プログラム」「栄養プログラム」「社会プログラム」でした。指南書にセリフをつけたり，できるだけ実践を想定した練習を多く取り入れるなどして研修内容を工夫することにより，楽しみながら研修内容を身につけることができるようにしました。その結果，1期生26名を養成することができました。そのうち2名は，コーディネーターとしてシフト管理や安全管理のマネジメントを担当することになり，各地での教室運営において重要な役割を担うことになりました。

(3) モデル地域での開催

　次に，モデル地区でフレイル予防教室「毎日元気にクラス」を開催しました。モデル地区の1番目はお届け隊の成功体験にもつながるよう，地区内で既に週1回集まる機会を持っており，住民の協力が得られやすい地区を選定しました。会場は地区の公民館です。毎回の運動プログラム（ご当地体操"やぶからぼうたいそう"，ストレッチ，筋力運動，コーディネーション運動）に加え，栄養プログラムと社会プログラムを各回交互に実施しました。地区在住の高齢者の約74.2％にあたる49名の参加申し込みがあり，このうち毎回平均約20名が参加しました。1回の教室あたり約5名のお届け隊が担当しました。

　続いて，2番目のモデル地区は，住民が月1回介護予防サポーターの呼び掛けで集まり，運動をしている地区を選定しました。教室をきっかけに集まりの回数が増えることを期待したのです。

　さらに3番目のモデル地区は，地区内で定期的な集まりが持たれていない地区で，地区住民からそのような機会が必要という声があがってい

る地区を選びました。1番目2番目のモデル地区と比較することで，今後のアプローチ方法を検討したいと考えたのです。

4. 活動の評価

活動は，プログラムがどのように実行されたのか，その実施経過や状況，方法の適切性を評価する「実施評価」，プログラムがねらった効果（目標）が達成されたのかを評価する「結果評価」，ニーズアセスメントと長期目標・短期目標設定の適切性，これに基づくプログラムの企画が適切であったかを評価する「企画評価」という3側面で評価します。以下，各側面の評価は，評価の観点ごとに説明します。

1）実施評価
(1) 活動の実際（1）「フレイル予防教室「毎日元気にクラス」で実施するプログラムの開発」における評価
　①観点1　プログラム開発の過程において，住民参加あるいは住民の意見が反映されたか。
　　教室終了後の自主化のために，コミュニティ会議で住民リーダーから出された意見を反映し，プログラムに参加住民の座談会を組み込み，地域で自主的に健康づくりを行う必要性や方法について，コミュニティ会議で出された住民の声を伝えるようにした。
　②観点2　プログラム開発の過程において，地域の専門職非専門職等関係者が参加したかあるいはその意見が反映されたか。
　　コミュニティ会議に参加した地元の保健医療福祉専門職の意見を，企画立案の際に参考にした。
　③観点3　プログラム開発は科学的根拠に基づくものであったか。
　　研究所が長年の研究成果に基づいて開発したプログラムを，研究所の意見を取り入れながら養父市の高齢者に適した内容になるようアレンジした点において，科学的根拠に基づくプログラム開発であると考えられる。
　④観点4　プログラム開発過程は予定通り進んだか。
　　事前にコミュニティ会議を行ったことから，その意見を反映させ，予定通りプログラムを開発することができた。

(2) 活動の実際（2）「笑いと健康お届け隊」の養成における評価
　①観点1　「笑いと健康お届け隊養成講座」の参加者はほぼ見込み通りの人数であったか？　参加者の何割が最後まで受講したか？参加者は同講座の内容に満足していたか？
　　1期生26名は，10回シリーズの講座に全員が最後まで参加した。参加者に対し毎回，活動実施への希望とその理由，活動できると思うか，不安はあるか，知識は身についているか，地域への愛着・関

【地区活動の手段としての評価】
保健事業の評価は，地域診断によりアセスメントした地域の健康課題の解決に向けて，活動の目標に対する到達度の確認と次年度に向けた見直しや改善点を明らかにするために行うものであり，地区活動の手段となる。すなわち評価とは，活動に実際にかかわる者が活動を振り返り，ねらいとした目標やそれに向けての活動方法はこれでいいのか，目標とずれていないか，効果はあったのかを，相互に確認し合い，活動を見直していくための方法である。活動計画をたてる段階であわせて評価計画をたてておくことで，活動を実施していく中で，その活動をどのような点に着目してすすめていくか，前もって明確にしておくことができる。また活動後に評価を行なう視点も明確になり，次年度に向けて改善点などを具体的に見直すことができる。

心が深まったかについて自記式アンケートを実施した。その結果最終回では，5割以上が活動したいと回答し，同じく5割が活動できそうと回答した。一方，最終回でもなお，6割が不安が残ると回答していた。

②観点2　「笑いと健康お届け隊養成研修会」のスタッフの講座を運営し，実施する技能は適切であったか？　伝えるべき内容を適切に伝えられたか？　講座受講生参加型で運営できたか？

　　保健師と研究所職員（健康運動指導士，管理栄養士等），外部講師（企業所属管理栄養士，笑いヨガ伝道師，消防署救急隊員）など多彩な講師が講義と実技を担当した。それぞれに適切な技能をもち研修を実施することができた。

(3) 活動の実際 (3)「モデル地域での開催」における評価
①観点1　モデル地域で開催した「元気にクラス」の参加者はほぼ見込み通りの人数であったか？参加者の何割が最後までクラスに参加したか？　参加者はこの教室の内容に満足していたか？

　　第1番目のモデル地区では，地区在住の高齢者の約74.2%にあたる49名の参加申し込みがあり，このうち毎回平均約20名が参加した。在住する高齢者の75%近くの参加申し込みがあったことから，地域での関心は高かったと考えられる。毎回平均20名の参加は，お届け隊の人数に対して見込み通りの人数であった。終了後の感想として「今まではほとんど家で過ごしていたけれどここなら参加できる」「笑う機会が多くなった」「腰痛が楽になった」から，教室内容に満足していたと考えられる。

②観点2　「毎日元気にクラス」の運営者である「笑いと健康お届け隊」のクラス運営の技能は適切であったか？　伝えるべき内容を適切に伝えられたか？　運営者としての役割を果たすことができたか？

　　第一番目のモデル地区では，失敗を笑いに変え，お届け隊と参加者が協力し合いながら教室を進めた。一方で，一部の住民からは厳しい評価もあり，お届け隊の技能を向上させるための，フォローアップ研修が必要となった。教室と同時進行で，お届け隊メンバーは自宅や仲間同士の練習を繰り返し，終盤近くにはスムーズに教室を進行できるようになった。お届け隊に2名のコーディネーターを配置し，シフト管理や安全管理の役割を明確に担ったことで，運営者としての役割を果たすことができた。第2番目第3番目のモデル地区開催時には，お届け隊のフォローアップ研修を開催して対応した。

③観点3　「毎日元気にクラス」をサポートする保健師は適切にクラス運営をサポートできたか？

　　住民同士のグループでは，その人がいないときにその人の悪口を言うという状況が起こりがちである。そのようなことがなく，皆が

気持ちよく活動に参加できるよう,「褒め褒めゲーム」を取り入れた。これにより参加者が自分自身の生活や家族,周囲の人との関係性を見つめる機会となった。このように地域住民の実態に合わせて社会プログラムの工夫を行った。また,クラス実施上何かあったときには,保健師がすぐ相談に応じた。これらにより適切なクラス運営をサポートできた。

2) 結果評価
(1) 短期目標①「養成された住民協力者が,実際に教室活動に携わる」に対する評価
観点　養成された住民協力者は教室運営に参加したか?
　1期生26名が実働し,毎回約5名のお届け隊が担当した。

(2) 短期目標②「地区の高齢者が,モデル的に開始した教室に参加することを通して,介護予防の効果を実感する」に対する評価
観点　モデル地区の高齢者の教室参加の前後で身体機能・生活機能は変化したか?
　実施前後に実施した体力測定および質問紙調査の結果,20回のうち11回以上参加した人は,教室参加後の食事の多様性が増し,機能的移動能力(歩行能力や動的バランス,敏捷性などを総合した機能)が有意に改善したことが確認できた。

(3) 短期目標③「モデル地区住民が教室終了後自主的定期的に集まり健康づくりに取り組むようになる」に対する評価
観点　モデル地区において教室終了後,住民による自主的な健康づくりの取り組みは開始し,定期的に継続しているか?
　モデル地区では,教室終了後も参加者や地区役員などから,体操を継続する意向が示され,3か所すべてのモデル地区で,教室終了後も定期的に集まり体操をすることが継続した。1番目のモデル地区では週1回の集まりが,毎日地区内の2か所で集まって体操を継続している。2番目3番目のモデル地区では,週1回集まり体操を行うようになった。

3) 企画評価
(1) 観点1　モデル地区の選定は適切であったか?
　1番目のモデル地区は,笑いと健康お届け隊が役割を発揮しやすいように,既に集まりがあり,住民の理解協力の得やすい地区を選定したことから,慣れないお届け隊が最後まで役割を果たせることにつながった。2番目3番目のモデル地区は,地区内の集まりの回数が月1回のところと全くないところを選定し,教室を実施することで,どのようなアプローチの工夫が必要かを比較できるようにした。2番目の地区では,当初教

室参加に積極的でなかった住民から，このような教室があって良かったという声が聞かれるようになった。定期的な集まりをしていない3番目のモデル地区では，住民の主体的な取り組み意欲等へのよりきめ細やかな働きかけが必要であることが分かった。このように特徴の異なる3地区を選定し順に取り組みその経過を比較検討したことが，その後の進め方を考えることにつながった。

(2) 観点2 「笑いと健康お届け隊」と「元気にクラス」のプログラム内容は適切であったか？

「笑いと健康お届け隊」は10回コースで計画したが，修了生が地区で活動するためには，フォローアップ研修が必要であることが分かり，その後フォローアップ研修を実施するようになった。定期的な集まりのない地区での「元気にクラス」終了後の継続開催支援には，住民に対するモチベーションアップのための働きかけと，具体的にどのように行うのかを示す必要があることがわかった。そこで，教室をきっかけに住民たちの考えが変化し，教室終了後定期的に体操をするようになった地区から住民に来てもらい，元気にクラスの教室の中で，その活動を紹介してもらうプログラムを取り入れることにした。

(3) 観点3 ニーズアセスメントは適切であったか？

「元気にクラス」を実施し，教室に参加した住民が，体力テストで確かな効果を実感することが，このような教室が地区内で行われる必要性について住民自らが真に必要だと感じることにつながるという確信が得られた。またそのような住民の姿を，まだ教室を開催していない地区の住民に紹介することが，まだ経験していない住民の，この取り組みへのモチベーションを高めることにつながっていくことについての確信も得られた。設定した長期目標は，時間をかける必要はあるが実現可能であり，ニーズアセスメントはほぼ適切であったといえる。

(4) 観点4 短期目標の設定は適切であったか？

結果評価としてすべて肯定的な評価となったことから，短期目標を変更する必要はなく，設定した目標は適切であった。

5　モデル地域での開催後の展開と成果（モデル地区での開催からの約3年間：平成29年度末時点）

モデル地区での実施後は，モデル地区での成果をもとに「毎日元気にクラス」PR用パンフレットを作成し，民生委員会議や各地区での事業など，機会があるごとに宣伝し，開催希望地区を募りました。地区住民や役員などから開催希望の申し出があった地区から順に「毎日元気にクラス」を開催し，実施地区を拡大していきました。高齢者にとっての主

要な情報源であるケーブルテレビにも本事業を取り上げてもらい，宣伝映像を作成し放映しました。全市域への拡大にあたり，地区での「毎日元気にクラス」の開催は，健康課の地区担当保健師が担当し，吉田保健師は地区担当保健師の後方支援の役割を担っています。地区により，参加住民や中心的役割を担う住民の特徴などが異なるため，地区に応じた関わり方を地区担当保健師と相談しながらすすめています。

実施地区数は154行政区中42行政区37か所となり，次年度前期に6か所増設予定です。「毎日元気にクラス」開催地区の全地区で，クラス終了後も住民が自主的に週1回など定期的に公民館などに集まり体操を継続しています。平成29年の調査では市全体の65歳以上の14.4％が「毎日元気にクラス」に参加しており，実施している地区に限ると32.7％が参加していました。しかも毎回定期的に参加する者は実施地区の全高齢者の25.6％でした。

笑いと健康お届け隊は，1期生26名，2期生15名，3期生11名，4期生9名の計61名となっています。クラス1回あたり約4名のお届け隊が担当しているスタイルは，モデル地区での開催以来継続しています。

実施地区数の増加や，教室の継続は，口コミの影響が大きいようです。加えて，地域包括支援センター，健康課共にふだんの地区活動の中でPRを意図的に行い，ケーブルテレビでもお知らせを放映しています。市内全行政区数には限界集落といわれる地区も含まれます。地区状況に合わせた展開を考えると，行政区単位の実施が難しい地区もあり，そのような地区では旧小学校区単位での開催を検討していく必要があります。

週1回集まり体操をすることで，新たなつながりや関係性の形成に結びついている例もあります。その一例として，体操の後の雑談で地区の廃品回収の日取りが話題にあがり，参加している高齢独居者が回収場所までもっていくことが困難であることが判明し，別の参加者が回収場所までの運搬を助けるきっかけになったという話も聞かれています。また，数回不参加が続いている人を気遣い，声かけをするきっかけにもなっています。

一方，お届け隊にとっての活動参加の意味について，お届け隊へのグループインタビューを実施しました。「お届け隊の活動に参加してよかったと思うこと」「変化したこと」などについて聞きました（26人中23人参加）。その結果，「人のために何かができる」「人前で話すことが苦手ではなくなった」「明るくなった」「うれしい」「ありがとうと言ってもらえることに元気をもらう」「友人が増えた」「新しい友達ができた」「健康度，体力が向上した」「1回1000円支給される」「自身が居住する地区におけるクラス開始のきっかけとなった」などの発言がありました。活動のよさを実感し，自身の居住地区でもやってみようと行動を起こすきっかけにもなったようです。

「毎日元気にクラス」では，教室開始時と終了時に運動機能のテストを行っています。筋力や歩行能力，敏捷性などを総合的に評価した機能的移動能力の計測結果の平均は，教室前（6.5）に対し6か月後（5.8）に改善していました。市では，平成24年に全高齢者を対象とした健康と生活に関する調査を実施していました。平成26年度から「毎日元気にクラス」を開始し，地域への普及に伴い，その効果を明らかにする目的で平成29年に再び同様の調査を実施しました。その主な結果は次のとおりです。

　1週間以上の運動習慣がある人の割合は，「毎日元気にクラス」参加群81.3％（平成24年67.9％）に対し，非参加群58.1％（平成24年58.9％）でした。さらに栄養面では，食品摂取多様性スコアが参加群では，平成24年3.7に対し平成29年では4.3と，非参加群がほぼ変化なし（平成24年3.4，平成29年3.5）に対し，変化がみられています。さらに，平成24年時点でフレイルでなかった者について平成29年時点で再度判断した結果，平成29年時点でフレイルと判断されたものの割合（フレイル発症率）も，非参加者群では21％に対し，参加者群は11.7％と低いことも認められました。

　「毎日元気にクラス」開始後，市全体ではどのような変化があったか。新規要介護認定率（1000人当たりの認定者数／年）でみてみると，平成26年時点65歳以上全体で46.8であったものが，平成28年で40.7，75歳以上では同じく平成26年時点で80.4に対し，平成28年では72.6と減少傾向がみられています。新規要介護認定者の平均年齢も平成26年83.5歳から平成29年85.0歳と高くなる傾向がみられました。

　本項は養父市健康課吉田由佳保健師の協力を得て執筆した。

養父市吉田保健師の活動の実際は，以下のホームページ（http://cpec-uh.net/program/community_planner/）から映像で見ることができます。
また，保健師ジャーナル（Vol.72 No.04:310-314 2016）に掲載された「フレイル予防教室「毎日元気にクラス」の取り組み」にも紹介されています。

● 引用・参考文献
1) 平山朝子：地域活動論.最新公衆衛生看護学総論第2版2018年版，日本看護協会出版会，130-132，2018
2) 平野かよ子，尾崎米厚編：事例から学ぶ保健活動の評価，医学書院，2001
3) 武藤孝司，福渡靖著：健康教育・ヘルスプロモーションの評価，1998

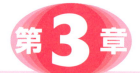

地区活動（地域／公衆衛生看護）の手段としての家庭訪問
～行政組織に所属する保健師による家庭訪問実践事例から学ぶ～

　地域／公衆衛生看護における個別支援の対象は，看護職に援助を求めて自ら行動を起こした人だけではありません。法制度で優先度高く支援を要すると定められている人，健康診査等の日々の地区活動をする中でリスクがあると考えられた人，そして保健福祉等の行政サービスの申請を届け出た人の中から，看護職が援助の必要性を判断して個別支援にあたります。それは医療機関等の窓口に来た人だけに対応する，施設内での看護実践とは大きく異なります。

　地域／公衆衛生看護における個別支援の方法には，その人・家族が日常生活を営む家庭に出向いて，看護を実践する方法があります。看護職の所属機関により，家庭訪問，訪問看護，在宅看護という言葉が使い分けられてはいますが，家庭に出向いて，対象者の生活の場で看護を提供するということでは同じです。ただし病棟のベッドサイドが，単に療養者の「家」にあたるというものではありません。病棟の対象者は，看護職等の医療従事者のテリトリに居ます。療養者の「家」は，対象者とその家族のテリトリです。対象者が「主」で，私たちは「客」の立場です。家庭訪問援助としての，明確な目的を持って訪れる必要があります。

　このような地域／公衆衛生看護における個別支援では，個々への看護職としての対応の技術もさることながら，地域の社会資源の適用，関係機関・職種との連携，保健・福祉事業を駆使するなど，日々の地域／公衆衛生看護の実践活動の枠組みの中で，機能させていくことになります。

　このことは，行政組織に所属する保健師（以下，保健師）による家庭訪問援助において，最も顕著に実践されています。すなわち保健師の家庭訪問援助の展開方法を習得できれば，地域／公衆衛生看護活動の内容を理解することに繋がります。産業保健師や訪問看護師，病棟看護師として，対象者の家庭・地域生活も含めた看護展開するときに，地域／公衆衛生看護の視点として活用できます。

　この単元の演習では，保健師が地域で生活する対象者とその家族に対して，どのように看護過程を展開していくのか，保健師の思考がたどるプロセスを，具体的な状況設定を通して体験的に学習します。

　そのため保健師が，家庭訪問援助で明確な目的，意図をもって，実践している事例を読んで理解を深めていただきます。始めの学習目標は，

どの家庭訪問援助事例を読むときにも，共通する目標を示します。次に1つの事例と演習課題を示しますので，ガイドに沿ってレポートを作成してください。最後に自己評価ルーブリック案を提案し，演習課題の意図について解説しますので，学び方のモデルとして活用してください。

 学習目標

家庭訪問援助事例を読むときの，学習目標と目標に対する評価のポイントは、次の表の通りです。それぞれ課題1～6が設けてあります。

	学習目標	目標に対する評価ポイント	課題番号
1	「家庭訪問援助を公衆衛生の理念と看護の目的に基づいて捉えること」に関して説明できる。	□地域を基盤として展開する看護の特質を施設内看護と関連させて，看護の目的に適うものと解釈して表記できるか。 □治療目的ではなく，健康課題を予防する必要性の高い対象に働きかけるという，公衆衛生看護としての特徴を統合して述べることができるか。 □保健師の思考や内面（焦りとか気おくれなど）を自分の言葉で説明できるか。	課題1 課題6
2	「家庭訪問援助の目的と特徴，対象を生活の中で捉えることの意味」に関して説明できる。	□対象者の健康管理に目的を置き，他にいくつもの意図を持ちながら，対象の尊厳を守る看護者の姿勢を自分の言葉で説明できるか。 □本人・家族の身体・日常生活・生活機能状況，思いや考えなど，対象の特徴と把握方法について自分の言葉で説明できるか。 □家庭に出向くからこそ得られる情報の意味を予想して述べることができるか。 □健康課題を予防する必要性の高さで対象の優先順位を検討する方法を予想して述べることができるか。	課題2
3	「家庭訪問援助における家族を含めた援助提供方法」に関して説明できる。	□家族を単位とした援助における基本的考え方・姿勢・方法・意味を自分の言葉で説明できるか。 □家族員一人ひとりが援助の対象であり，予防的に働きかけると解釈して表記できるか。 □生活を見る視点とはどういうことか自分の言葉で説明できるか。 □本人・家族の健康課題の解決だけでなく，価値観や思いを深く理解・尊重し，対象者の家庭生活に合った方法を工夫する援助であると解釈して表記できるか。 □本人・家族のセルフケア能力の向上を志向し，対象者の意欲，回復力，意思決定，主体的な問題解決能力を見極め，引き出す方法を統合して述べることができるか	課題3
4	「家庭訪問援助における看護過程展開方法」に関して説明できる。	□対象者のホームグラウンドに迎え入れられ，関係を基盤として成り立つなど，対象者の生活の場で展開する援助の特徴を統合して述べることができるか。 □健康管理・介護方法の指導などの確かな看護技術に併せて，対象者に関心を寄せ，その立場に身を置いて感じ考える看護展開であると解釈して表記できるか。 □継続訪問を重ねる中で，本人の生活が拡がり，家族が協力的に変化するなど，1回1回の家庭訪問の計画・実施・評価を繰りかえすことが重要であり意義があると解釈して表記できるか。 □保健師が直接行う看護だけでなく資源・制度を利用して，本人家族が意思決定することを援助すると解釈して表記できるか。 □次回訪問日も含めて，家庭訪問にいつ行くのか，どのくらいの頻度で行くか予想して検討できるか。	課題4
5	「全住民の健康管理も視野に入れた家庭訪問の展開方法」に関して説明できる。	□行政組織に所属する看護職による，地域看護という活動領域が場として存在すると自分の言葉で説明できるか。 □受け持ち地域住民の健康管理に責任を持つ立場で，世帯を単位として保健サービスを提供すると解釈して表記できるか。 □住民同士が影響を及ぼしあって生活している実態があり，家庭訪問が地区活動の手段であることを自分の言葉で説明できるか。 □健康生活上の困り事を相談できていない地域住民を積極的に把握するなど，潜在ニーズに対するアウトリーチ機能に通じる援助を自分の言葉で説明できるか。 □健診から繋がるなど，他のサービス・保健事業や社会資源との連動，保健事業としてどういう仕組みを創るか，地域全体の看護を予想して表記できるか。	課題5

❷ 演習課題

　演習課題は，ある市の保健師による家庭訪問援助事例から，その保健師が関わりを持ち，ひきこもりがちになっていた高齢者に医療を受けてもらえるようにし，社会施設の催しにも主体的に出向けるようになるまでのプロセスをたどります。

　まず事前学習として，事例をよく読んでワークシート1【情報整理1】で「保健師の援助として印象に残った場面」を取り出し，【情報整理2】で「保健師の援助として疑問に思った場面」を書いてみましょう。次に講義・演習等で「保健師の援助として印象に残った場面」を確認し共有し合って，「保健師の援助として疑問に思った場面」について助言を得てください。その後，ワークシート2で課題1〜6に取り組み，保健師の家庭訪問援助の思考過程を追体験してください。

　この課題レポートを書くときには，次項「3.学習目標に到達するための課題レポート作成ガイド」を参考に思考してください。課題別レポートの評価の観点は，「4.事例演習における自己評価ルーブリック」に示しました。課題レポートのブラッシュアップに役立ててください。

　課題別レポートを書きあげた後，「5.演習課題の意図と解説」を読んでください。この事例から読み取って欲しい，保健師の基本的な思考と実践の例を示しました。もしも自分がこの保健師であったなら，どのように考え，何をしたか，何をすべきだったか，検討してください。

　本演習課題の仕上げとして最終レポートに，課題1〜6を通して学んだ本事例から捉えた，公衆衛生の理念と看護の目的に基づいて行う保健師の個別援助の特徴や展開方法について，あなたが理解したことを書いてください。

課題1　保健師が行う援助としての特徴がある場面，また，保健師の活動の特徴につながる場面を取り出し，家庭訪問援助が「どのような看護の目的に基づいているか」「公衆衛生のどのような理念に基づいているか」記述してください。

課題2　保健師が対象本人・家族の身体・日常生活・生活機能状況を本人たちの思いや考えとともに捉えた場面を取り出し，「家庭訪問援助の目的と特徴，対象を生活の中で捉えることの意味」を整理してください。

課題3　保健師が行った援助で，対象者の家庭生活に合った方法を工夫している場面，または本人家族のセルフケア能力の向上を志向している場面を取り出し，「家庭訪問援助における家族を含めた援助提供方法」の特徴を記述してください。

課題4　継続訪問を重ねる中で，本人の生活が拡がり，家族が協力的に変化している場面を取り出し，「家庭訪問援助における看護過程展開方法」の特徴を記述してください。

課題5　保健師が行った支援で地域住民の健康生活上の潜在的ニーズを把握して支援する場面，または他のサービス・保健事業や他の社会資源と連動している場面を取り出し，「全住民の健康管理も視野に入れた家庭訪問」の特徴を記述してください。

課題6　課題1から課題5以外で，この事例を読んで印象に残ったこと，保健師の援助についての感想があれば書いてください。

2 演習課題

【事例】
慢性疾患を抱え自宅に閉じこもりがちな高齢者とその家族への支援

訪問保健師の情報

保健師は，卒後3年目であり，この地区の担当になって2年目である。保健師の受け持ち地区は，市の中心部から10km以上離れたところに位置しており，高齢化率が高く，高齢者世帯が多い。公共交通機関が不便な地区であり，住民の移動手段は自家用車がほとんどである。

事例の概要

- 男性　70歳
- 水頭症による歩行障害と認知症様症状あり。
- 介護保険要介護3。既往歴なし。

把握方法

1歳6か月児健診の健診介助に来ていた母子保健推進員より，「最近，私の父がよく物忘れをしたり，ごはんを食べていないと言って母に大声を出したり，認知症のようなことを言うようになった。病院に連れて行こうとしても嫌がって行こうとしない。家から出ることがほとんどなく，ずっと家に閉じこもっている。どうしたらいいか分からず心配なので，父の状態をみてもらいたい」と相談があり，まずは，本人の健康状態や日常生活を把握するために，家庭訪問することを約束した。

初回訪問までに把握していた情報

自宅は周辺に5軒しか家がない地区である。

家族構成

1　本人（世帯主）70歳　　無職
2　妻　　　　　　67歳　　無職
3　娘　　　　　　41歳　　旅館の仲居
4　娘の夫　　　　45歳
5　孫（男）　　　14歳　　中学2年生
6　飼い猫　　　　10年以上飼っている（娘からの情報）

本人について（娘からの情報）

建設会社を退職して約10年経つ。若い時から頑固で気性が荒い性格であり，現在もその性格は変わらない。これまで一家の大黒柱として家族を支えてきたという気持ちを強く持っていて，家事等家のことは一切しない人である。自宅では1日の大半を居間でテレビを見て飼い猫と遊びながら過ごしている。

200X年9/1　初回訪問（本人・妻・娘・猫）

娘が玄関にて保健師を出迎え，居間に案内した。本人は居間の隣である台所の椅子に座っていて，妻が保健師の訪問を伝えに行っても「知らない人に会わなくていい」と言って台所から動かず面接を拒否し，妻が一人で遅れて居間に入ってきた。事前に娘から保健師の訪問の話はしていたが，本人は保健師との面談を拒否した

「母子保健推進員」
市町村における母子保健の地域*活動事業の一つに，母子保健推進員活動事業がある。市町村長は，地域の助産婦，保健婦，看護婦または母子保健に相当の経験があり，かつ熱意を有する者の中から，適当な者を母子保健推進員に選んで母子保健推進員活動を依頼する。母子保健推進員は，母子保健に関する施策について知識を深めるよう努めるほか，推進活動において，助産婦等から母子保健に関する援護の希望その他の情報等で緊急を要するものに接したときは，速やかに市町村長に連絡するよう努めることとされている（厚生省児童家庭局母子保健課長通知。平成七年四月三日付児母第一九号）。保健師は，母子保健推進員を「保健師の地区活動」の理解者・協力者として育成し，保健師と住民との「パイプ役」という機能を支えている。

*2002（平成14）年名称表記変更前の表記

ようである。娘は、せっかく保健師が来たのでどうしても本人を見てもらいたいという思いがあり、無理にでも居間に連れてきて保健師に会わせようとしたが、本人の気持ちを尊重し、本日は本人と会わず、娘と妻から以下の話を聞いた。

(食事)3食摂っている。毎食居間で食べており、配膳・下膳は妻が行っている。コーヒーやお菓子が好きで、テレビを見ながら食べていることが多い。

(排泄)自立。自宅のトイレ(洋式)で行うが、立ち上がる時にふらつき、転倒することもある。古い家なので、トイレに手すりは設置されていない。

(入浴)入浴を嫌がり、訪問時より1か月以上前から入浴・洗髪なし。異臭はないが、髪はベタベタしていて、フケが溜まっている。

(歩行)壁をつたって歩き、引きずり歩行をしている。歩行時の転倒はみられないが、ふらつきがあり、移動中に時々妻が身体を支えることもある。壁に手すりはない。

(認知)食後数十分後に「食事がまだだ」と妻に怒ることが週に何回もみられる。元々の気性の荒っぽさもあるが、このことで妻に暴言を吐くこともある。

(睡眠)毎日日中午睡している。夜間はほぼ毎日眠れず、1~2時ごろに妻をたたき起こして、話し相手にさせている。妻が眠ろうとすると怒鳴る。睡眠時間は不明である。

日用品の買い物や地区行事への参加等は家族に任せており、外出機会はない。以前のように公民館行事に参加をすることがなくなり、他人との交流が全くない状態である。1日の生活パターンは、だいたい決まった時間に起床して、食事と昼寝以外の時間はテレビを見てお菓子を食べるだけの単調な生活であり、居間からほとんど動かない。退職後は趣味の油絵を描いて日中過ごしていたが、ある時から急にやらなくなった。家族が油絵を再開するように勧めても「やりたくない」と言ってやろうとしない。

1か月以上前から、入浴を極端に嫌がったり妻に向って大声を出すことが多くなったりと、いつもと違う言動が目立ち始めた。家族は、認知症になったのではないかと心配しているが、本人に症状の自覚がなく、受診を拒否している。「保健師さんからも受診を勧めてもらいたい」と娘から相談される。本人は若い時から病院が嫌いで、これまで大きな病気や怪我もなかったため、かかりつけ医を持っていない。退職後は健康診査もがん検診も受診したことがなく、現在の健康状態が分からないため、家族は健康状態も心配している。妻は、長年クリニックの看護師をしていたが、「夫は私の言うことを聞かない人なので、他の人から言ってもらうしかない」と受診させることを諦めている。

帰りがけに、娘が、油絵を描いていた部屋へ保健師を案内してくれて、昔から描いている作品を見せてくれた。部屋には画材道具が置いてあり、畳一畳分ほどの大きさの作品が何点も飾ってあった。本人がいかに油絵を楽しんでいたかがよく分かった。「以前はこの部屋でずっと油絵を描いて過ごしていたんですけど、今は全然やらなくなったんです。絵を描くように勧めてもやりたがらないし…お父さんどうしちゃったんだろう…」と娘が心配そうに語ってくれた。

本日は本人と会えなかったので、1週間後の再訪問を約束した。本人は訪問中ずっと台所にいたので、居間と台所の扉越しに「来週また来ますね。お会いできたらうれしいです」と声をかけて退席した。

〈援助〉

初回訪問であり、まずは家族との信頼関係を築くように努めた。家族から情報収集を行いながら、本人の状態の変化や認知症ではないかという不安と心配、家族の疲労や暴言への恐怖等に対する思いを傾聴し、ねぎらう姿勢で話を聞くように努めた。

本人には、ただ家族と会って話して帰るので

はなく，保健師も本人のことを気にかけていることが分かるように声をかけた。

〈保健師の意図，感想〉

本人は，保健師の訪問を事前に知っていたが，保健師と会うことが初めてなので，強く警戒していると判断した。保健師の訪問に不快感を持たず，次回訪問につなげるために，本日は本人に会わず，家族から情報収集のみを行うことにした。

娘の希望もあり，訪問後の本人の様子の確認と今後の支援方針の確認をするため，後日，娘と保健師が自宅外の場所で会う方が良いと考えた。娘は3日後に市の体育館で行われるがん検診を受診予定であると聞いていたので，がん検診終了後に会場で声をかけてみることにした。

保健師は，家族から聞いた本人の状況から，精神科か認知症専門医のいる医療機関の受診を勧めることを検討していた。

9/4 面接（娘）

がん検診会場で娘を見つけ，問診スペースで話をした。面接場所の確保として，会場に残っていた他の受診者が保健師と個別に話をしている娘のことを気にしないように，自然の流れで娘の思いが話せる環境となるように配慮した。

本人は，保健師の訪問に不快感を抱いていなかったこと，その後の健康状態や生活の様子に変化はないことを聞いた。

1週間後の訪問予定日は娘が仕事で不在のため，本人と妻しかいないことを聞いた。前回の訪問で妻との面識ができたので，娘がいなくても訪問できると考えた。保健師の訪問については娘から本人と妻に再確認をしてくれることになった。

娘は本人の受診を希望しているので，町外にある精神科専門の医療機関をいくつか紹介した。娘は自分の知っているA市民病院を受診することとした。受診の説得については，保健師が介入するよりも，家族で話し合うことがよいと判断し，娘も了解した。

9/8 家庭訪問

玄関に鍵がかかっていて，呼び鈴をしても返事がなかった。庭や台所の勝手口，家の周辺を見ても本人と妻の姿がなかったため引き返した。

本人との面接がまだできていないことに焦り，どうしているか気になった。気おくれを感じつつ夕方，娘に連絡を取り，家人が不在で鍵がかかっていて訪問できなかったことと，2週間後に訪問することを伝えることとした。

9/22 家庭訪問（本人・妻・娘・猫）

訪問時，娘と妻が玄関で出迎えてくれた。居間へ通してもらうと，本人が猫と一緒に座っていた。保健師が本人にあいさつをしても反応はなかったが，居間から移動する様子がなかったので，保健師がこの場にいることを受け入れてくれたと判断し，娘と妻も同席して面接を進めることとした。

娘と妻から，この数週間の本人の様子を聞いた。前回の面接後から状況に変化はなく，毎日同じように過ごしていると聞いた。保健師は，本人が答えやすい質問を心がけ，食事は摂っているか，風呂に入っているか等の質問をすると，「食べている」「（風呂は）入らなくていい」と返事した。体調について本人に尋ねると「なんともない」と返事をしてくれる。血圧を測ったことがないとのことだったので，「測ってみましょうか」と声をかけ，測らせてもらう。収縮期血圧 144 mmHg，拡張期血圧 90 mmHg でやや高めである。「少し高いですね」というが，反応はない。保健師が，夜中に起きてしまうことがあると聞いたので，眠れない日が続くようであれば医師に相談する方法もあることを伝えるが，本人は「それは要らない」と拒否するため，紹介だけにとどめた。現時点では本人が受診の必要性を感じていない。本人と初めて会うことができたので，信頼関係を築くことを最優先として，受診についての詳細な話はしないよ

うにした。本人の健康状態が分からないため，保健師が看護職として，本人の健康状態を気にかけていることを理解してもらいたいと考え，とりあえず血圧測定を行った。

日常生活の中で，趣味や社会参加する時間を持ってもらえるよう，趣味の油絵を再開するように働きかけてはどうかと考えた。本人に「先日，油絵を見せていただきました。以前のように描いてみてはどうかと思うのですが，しばらく描く気持ちにはなりませんか？」と問うと，「今は…やりたくない」と話された。

本人は，「前と比べて歩き方が変になってしまった。恥ずかしくて誰にも会いたくない。前はしっかり歩けたけれど，今はもたついてだめだ」と，自分から保健師に話した。歩行状態が悪くなっていることを認めている。また，それが理由で人と会うことを拒んでいると話した。保健師に自分の生活や気持ちについて少しずつ話をしてくれたことから，本人が保健師を一人の訪問者として受け入れてくれたと安堵した。

〈援助〉

本人が自分の気持ちを話しやすい環境となるよう，会話のペースを合わせたり，共感を持って聞いたりすることに努めた。

〈今後の方針〉

①本人が思っている一番の困りごとは歩行状態であり，この点を中心に不安や心配事を傾聴していくこととする。②月に1回の頻度で訪問を行い，健康状態を確認し，本人が困っていることや希望すること等を聞いていき，家族と一緒に解決できるようにしていく。

〈保健師の意図，感想〉

最初は口数が少なかったものの，徐々に口数が増えて自分の気持ちを話してくれるようになったので，信頼関係を築く中で本人の思いが表出されてくると考えた。面接の途中，本人にとって保健師が自分の思いを話すことができる相手だと受け入れてくれたように感じた。この関係を維持し，本人の思いをさらに聞き出して，本人にとって必要な支援を検討していきたいと考えた。

趣味の油絵に関しては，やりたくない特別な理由がないようなので，意欲低下や関心の低さによるものであると判断し，本人の気持ちの変化に合わせて勧めていきたいと考えた。

これまでの訪問で把握した情報のまとめ

〈本人について〉

【現在の健康状況の既往歴】慢性疾患の既往歴がなく，かかりつけ医を持っていない。退職後は一度も健康診査を受けておらず，現在の健康状態は不明である。「健診を受けなくても自分の身体は健康だから」と，家族に勧められても健診受診を拒んでいる。健康に自信があり，医療機関の受診を拒否する性格である。

【発症前の社会参加】在職中は，自宅近くの建設会社で勤勉に働く一方で，地域の公民館や地区の行事に積極的に参加していた。休日や仕事の空き時間に友人と一緒に公民館へ行き，そこに置いてある囲碁やオセロを楽しんでいた。一番の趣味は自宅で油絵を描くことで，結婚前から続けていた。絵画教室には通わず，自分のペースで油絵を描いて楽しみ，油絵の作品を展覧会に出展したり公民館に寄付したりすることが本人にとっての油絵のやりがいの一つだった。退職後は油絵を続けながら自宅の横にある畑で野菜を育てて過ごし，同じ時期に退職した友人と一緒に公民館行事にも参加していた。しかし1～2年前から，公民館や地区の行事に参加しなくなり，油絵も家庭菜園もせず，家からほとんどでなくなった。

【近隣との関係性】本人は自分から近所の人との交流を持とうとしない。昔からの友人は車で20分以上かかる場所に住んでいるため頻繁に会うことはなく，家族以外の人との交流がほとんどない。

【家族の関係性】本人夫婦と娘家族の生活はそれぞれの家で分かれているが，時々食事を一緒に食べたり，孫の面倒を見たりする関係である。また，夫婦にとっては実の娘であり，娘は高齢の両親を心配して1日1回顔を見るようにしている。

【ペット】本人は10年以上飼っている猫をとてもかわいがり，積極的に世話をしている。日中は猫をそばに置き，猫と触れ合うことが本人の楽しみとなっている。猫と一緒に過ごすことが本人の生活の一部であり，猫を家族の一員のようにかわいがっている。

〈自宅について〉

【家屋の見取り図】保健師は，これまでの訪問で見たり聞いたりした情報から，自宅の見取り図をまとめた。

・2階にも部屋があるが，物置になっているので生活拠点にしていない。本人も2階へ行くことはない。
・古い家で段差が多い。また，廊下に手すりやつかまることができる物もないので，自宅内での転倒リスクが高いこと，歩行を援助してくれる物がないことが分かった。特に玄関の段差が高い。
・本人の居間での席は，2か所の窓が見られる場所である。家の外に出ることはないが，窓から見える景色や天気，来客の様子等を眺めているのではないかと判断できた。
・本人夫婦の家と娘家族の家が2軒建ち並び，渡り廊下でつながっているので，自由に行き来できる。

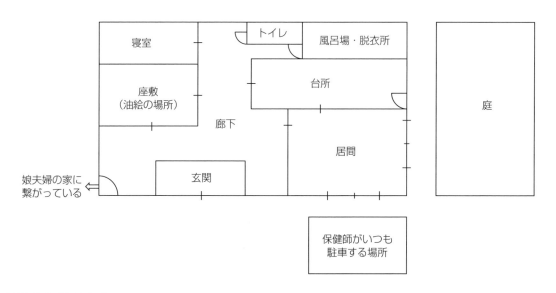

10/11 娘より電話

「先週末，父がひどい頭痛を訴えて入院した。受診を嫌がる抵抗力がなく，夫も仕事が休みで男手もあったこともあり，A市民病院を受診した。水頭症と診断され，約2週間の入院治療となった。医師より，認知症のような症状や，歩き方が不安定だった原因は，水頭症の症状だと聞いた。原因が分かってよかった。病院から言われ，介護保険の申請を考えている」と保健師に連絡があった。

〈援助〉

まずは突然の入院に対応されたことをねぎらい，現在の本人の状態を確認した。

介護保険の申請書類や手続きについて説明し，退院後に認定調査のため訪問することとした。

〈今後の方針〉

退院後に認定調査と合わせて家庭訪問を行

い，本人の退院後の生活を把握し，療養生活の方向性を検討する。

〈保健師の意図，感想〉

　娘は緊急入院に動揺していた様子だったが，認知症ではなく水頭症が原因であり，治療も順調にいく見通しが立っていると聞いてほっとしている様子だった。

　退院後の本人と家族の状態確認や今後の支援の方向性を検討していくことを含め，これまでの本人と家族との関係性から，認定調査は保健師が実施するとよいと判断し，保健師が行うと，介護保険の担当部署と調整した。

11/1 家庭訪問（本人・妻・娘・猫）

　入院当初の予定通り，2週間後に退院した。1か月後に再診予約が入っていると聞く。

　入院中に入浴と髭剃りをしており，前回の訪問から比べると身なりも表情もすっきりして見えた。

　入院前と変わらず無表情で口数は少ないが，保健師と会話をしてくれる。入院中の過ごし方や病気への思いを尋ねると，「あんまりなんとも思わなかった。家が落ち着く」と話された。

　退院後，自宅では入浴も洗髪もしていない。「風呂は寒いから入りたくない」と本人は話すが，清潔保持のため，入浴を勧めた。

　本人から同意を得て，認定調査を行った。歩行時のふらつきは見られるが，入院前より足の引きずりの程度が改善しているように見えた。段差のないところでもつまずき，転倒することが1日に何度もあるという。入院中に歩行のリハビリを行っていたが，退院後は自宅内での移動しか行っていない。本人から「脚が良くなる方法はないか」と尋ねられたので，自宅の中だけでなく家の周りや近所の散歩をすること，歩行時には壁をつたって転ばないように注意することを助言したが，返事はなかった。

　妻への暴言に変化はないが，夜中に妻を起こす回数が減り，妻の休息時間が増えたと聞く。

　内服管理は，本人だけの管理では不十分であると病院と家族で相談し，妻と娘が協力して行って確実に服薬できるようにしている。

〈保健師の意図，感想〉

　本人は予期せぬ入院と疾患に焦ることや戸惑いを感じることなく過ごしている。家族は，本人が入院中に適切な治療を得られたことと，入院中に自分たちの時間が取れてよかったことを話した。現在は家族全員が，退院後の療養生活を送れるように生活を調整している段階である。

　この時期，家族全員がそれぞれに自分の思いを保健師に表出してくれるようになっており，保健師がこの家族の支援者として受け入れてもらえたように感じた。今回の訪問で，本人と保健師との関係が良い方向に構築され始めていると感じた。これまでは娘が本人と保健師との仲介者となって関係を取り持ってくれていた場面もあったが，娘が不在の日でも訪問が可能であると判断して，次回訪問日を設定した。

12/1 家庭訪問（本人・妻・猫）

　退院後，一度A市民病院を受診し，経過が良好であることとA市民病院への定期通院が困難であることから，以降の診察は自宅近くのB神経内科クリニックで行うことを聞いた。

　妻より，「市役所から封筒が届いているが，よく分からないので見てもらいたい」と言われた。内容は認定調査の結果であり，介護保険証が同封されていた。結果は要介護3であり，本人と妻にこの介護保険証で受けることができるサービスを説明した。詳しく理解できていないようだったので，娘に連絡して同じことを説明することとした。

　娘に付き添われシャワー浴を一度行ったが，本人は嫌々入浴し，不機嫌だったという。転倒等のトラブルがなく無事に終わり，娘はほっとしていたという。

　1週間ほど前，本人の入院と体調不良を聞いた友人が自宅を訪れ，「歩きにくいのなら，この健康マットを使ってみてはどうか。布団にこ

れを敷いて寝るだけで血流が良くなって，脚に良く効くらしい。俺もこれを使ってから身体の調子が良くなったし，友だちだから安くわけてあげられる」と言って，一つ50万円の健康マットを紹介した。本人はすぐに友人から購入して，毎日布団の上に敷いて寝ている。「これを続けるだけで前みたいに歩けるようになると聞いた」とすごく喜んで話をしてくれる。以前より転倒回数は減っているが，現在も引きずり歩行をして壁をつたって歩いている。妻は，「値段を聞いて，友人に騙されているのではないかと思った」が，脚の状態を良くしたいという本人の気持ちを受け止めて，今は見守っているとのことだった。

保健師は，居間の隅に置いてあるオセロを見つけた。以前は公民館でオセロや囲碁を楽しんでいたと聞いたことがあったので，本人に一緒にオセロをやらないかと誘ったところ，「やってもいい」と承諾した。オセロをしている様子を見て，妻が「私相手のオセロはもう飽きていて，いつもは相手がいないからやれなかったけれど，保健師さんが一緒にやってくれるからうれしいみたい」と話す。

〈保健師の意図，感想〉

自宅周辺の散歩や外出機会を増やすことで歩行状態を改善してもらいたいと思っていたが，健康マットの効果を期待して購入したことで，本人がますます家から出なくなること，本人の期待を上回る効果が出なかった時のことを考えると，外出や歩行にたいする意欲がさらに低下するのではないかと心配になった。また，一つ10万円ほどで購入できる健康マットを50万円で購入したことが心配になった。妻の考えを把握することはできたが，娘がどう考えているかも把握しておく必要があると思った。

公民館行事に参加しなくなり，友人とも疎遠になってしまったことから，社会参加や友人関係に対する本人の寂しさを感じた。うまく歩けない自分を他人に見られたくなかったり，それを恥ずかしいと思ったりする気持ちも，外出を妨げる要因の一つかもしれない。本人が納得して家の外へ出られる機会はないか，本人，家族と一緒に考えていきたい。

12/1 娘に電話

要介護認定の結果と受けられるサービスの内容を伝えた。娘は，「ずっと家にいる生活じゃなくて，外に出てもらいたいし，母にも休む時間を作ってあげたい」と希望されるので，デイサービスの利用を紹介した。

健康マットについて娘の気持ちを尋ねると，「あのマットが脚にいいとは思っていないし，簡単に歩き方が良くなるとも思っていない。値段も高く，支払った金額を聞いたときは驚いた。値段のことも効果のことも，父が騙されているような気がして…。それでも，父は，友人が自分を心配して来てくれて，久しぶりに会えたことがうれしかったみたいだし，マットを紹介してくれたことをすごく喜んでいる。マットの効果を信じているから，その気持ちが力になるんじゃないかと思っています。今はその気持ちを大事にしてあげたい」と話した。

12/11 娘より電話

電話で話しにくいことがあるので，時間がある時に家に来てもらいたい，と。同日夕方に訪問を約束する。

12/11 家庭訪問（娘）

本人がかわいがっていた猫が突然死んだ。ショックを受けていたが，自分から庭に行って猫を埋めて墓を作っていた。落ち込んでいたので，また猫を飼わせてあげたいと思って，知り合いから子猫を2匹もらってきた。

猫のことと関係はないと思うが，その時期から，妄想を言うようになった。母と私の夫が"できている"と言って母を怒鳴り，夫を殴ろうとした。息子（本人にとって孫）も父を怖がっている。母の行動を見張っているので，母に自由がなくなり，辛そうだ。私は，旅館の仕事で夜

は家にいないことが多いので，家族の様子がよく分からない。私から保健師さんにこの話をしたと思うかもしれないから，今日は父に会わず帰ってほしい。
〈今後の方針〉
　A市民病院を受診し，妄想について相談してもらう。
〈保健師の意図，感想〉
　1年以上自発的に家から出なかったにもかかわらず，長年かわいがっていた飼い猫のために自分から庭に出たことに驚いた。自分がかわいがって心の拠り所にしていた猫の存在が無くなり，寂しさを感じているはずである。猫がいなくなったことをきっかけに，塞ぎがちになって閉じこもりが続かないかと心配になった。
　妻と息子に対する妄想については，現時点では受診を勧めて，水頭症の症状なのか，他の疾患か何かに起因するものなのかを判断してもらうことがよいと判断した。妻に会った時には，妻の話を聞いて，疲労感や夫への思いなどを傾聴していくこととする。

12/18 家庭訪問（本人・妻）
　死んだ猫の話をすると，「突然死んだ。俺が庭に埋めてやった」と落ち着いて話す。保健師が「寂しくなりますね」と言うと「そうだな」とぽつりと言う。
　保健師とは，オセロでコミュニケーションをとってくれる。レクリエーションが良いきっかけだと思って，外出機会としてデイサービスがあることを紹介した。妻は「行ってみたら？」と話すが，本人は「そんな所…」と言うだけだった。
〈今後の方針〉
　外出機会を持つことで生活にメリハリをつけること，友人や他人とのコミュニケーションの機会を持ってもらうこと，清潔保持のため入浴機会を確保することを目的に，今後デイサービスの利用を検討していく。
〈保健師の意図，感想〉

飼い猫の死を受け止めているが，喪失感を強く感じている。本人の気晴らしになることや，趣味の時間を設けて，生活の中に楽しみを持ってもらいたい。
　デイサービスの利用に関しては，しつこく言いすぎると本人が嫌がって話を聞いてくれなくなる可能性もあるので，決して無理強いをせず，会話の中で織り交ぜながら紹介していきたい。本人にデイサービスがどういった施設で，何をして過ごすところなのかを想像してもらえるように配慮しながら話を進めていきたい。この地域の人が多く通っているデイサービスだと知っている人がいるかもしれないし，同世代の人とオセロやレクリエーションをしたり，食事を摂ったりすることで，他者とのコミュニケーションも取れるのではないかと期待している。
　妻と二人で話をする時間がなく，本人の妄想について妻から聞くことができなかった。妻はとても疲れた表情で，体調がすぐれないようであり，心配になった。この時，妻が高血圧で50代後半から内服治療を行っていることを聞いた。

200X＋1年 1/15 家庭訪問（本人・妻）
　年末年始の過ごし方について聞くと「家でゆっくりしていた」と話してくれる。除雪することも自宅の外に出るきっかけであると考えて提案するが，「娘の旦那がやってくれるからやらなくていい」と。妻は「雪が降ってますます家から出ることがなくなる」と外出頻度がないことを心配している。
　歩行状態に変化はなく，健康マットは継続して使用している。本人は「冬は寒いからなかなか脚も動かない」といって，歩行状態が改善しないことを認めながらも，健康マットの効果を信じて使い続けている。
　妄想のことと受診状況が気になり，最近のA市民病院の受診状況を尋ねたが，本人より「病院はどこにもかかっていない」と言われる。妻が「雪がひどく，なかなか外出できないし，A

市民病院は遠くて行けないから…」と話される。
　前回の訪問で妻の高血圧で内服治療中であると聞き，妻の体調が気になって血圧測定した。妻は「薬を飲んでいるから大丈夫」と話していたが，収縮期血圧150 mmHg，拡張期血圧95 mmHgと，内服中であるにも関わらず高めであった。妻は「（本人の事で）自分の身体のことは気にしていられない」と話されたので，できる限り毎日血圧を自己測定することを勧め，自身の体調にも気をつけてもらうように助言した。
〈今後の方針〉
　①日中，居間でできる活動がないか検討していく。②冬期間は雪のため，本人の外出意欲がますます低下している。また，外出時の転倒もリスクにあることを考慮し，無理に外出を勧めないこととする。③A市民病院の受診については娘と相談していく。④本人と妻には，様子を見て，体調が悪い時には無理をせず医師に相談するようにと助言する。
〈保健師の意図，感想〉
　妻は，A市民病院を受診してもらいたいと思っているが，本人が行きたがらないので，受診を諦めている様子だった。受診については，娘から働きかけてもらうことがこの家族にとって良い方法であると判断した。

2/25 家庭訪問（本人・妻）
　訪問時，初めて，本人が「いらっしゃい」と言って玄関まで出迎えてくれた。
　居間に水彩画の道具が置いてあったので本人に尋ねると，「娘が，隣の部屋で油絵を描くのが大変なら居間で水彩画をやってはどうか，と言ってきたので，娘と一緒に近所の文房具店に行って水彩画の道具を買ってきた。まだ描いてないけれど…」と話された。また，外出時の歩行状態を確認したところ，引きずり歩行で，ゆっくりではあるものの，転倒なく買い物ができたということであった。

　本人が水彩画をやろうと思った気持ちを支持し，また，外出できたことも支持するように話を聞いた。歩行状態の改善が本人の自信となって外出への意欲につながると判断し，自宅周辺を散歩して筋力低下を予防すること，家にずっといるよりも外出して筋力を使うことで歩行状態の改善がずいぶんと違ってくることを説明した。本人は「天気のいい日にやってみようかな…」と話される。
〈保健師の意図，感想〉
　初めて本人が玄関で保健師を出迎えてくれた。本人の表情や話し方から，精神的に落ち着いていることを感じ取った。
　本人が文房具店に行く契機を把握することはできなかったが，趣味を持つことに対する本人の気持ちが良い方向に向かっていると確信した。歩行状態が徐々に改善していることや，文房具店に外出できたことが本人の自信となり，前向きな気持ちを引き出したのではないかと考えた。今後は，ADLが拡大していくように，健康マットの使用と合わせて，自宅周辺の散歩や外出を促し，また，転倒予防にも注意をしてもらうよう，本人と家族に提案していきたい。また，歩行状態が改善し，弱っている自分を人に見せたくないという思いが軽減されることにより，友人との交流が再開することも期待したい。
　病気になって療養生活を送っていても，昔からの趣味を再び楽しむことで生活の中に生きがいを感じてもらいたいので，水彩画を継続して続けてもらいたいが，本人がやってみようと思う気持ちになるまで，本人の気持ちがそこに向くペースを大事にしていこうと考えた。これまで，"何かをしてもらいたい" "趣味を持つ時間を持って過ごしてもらいたい"等という，保健師の気持ちだけを訪問時に押し付けようとしていたことを反省し，本人のペースも尊重して関わっていくことを改めて考えた。

ワークシート1（事前学習用）

【情報整理1】事例をよく読み，保健師の援助としてどんな場面が印象に残りましたか。いくつでも書いてみましょう。なぜ，印象に残ったのかも書いてみましょう。

ページ，行数	印象に残った場面	どうして印象深かったのか

【情報整理2】事例を読む中で保健師の援助として疑問に思った場面を書いてみましょう。

ページ，行数	疑問に思った場面

足りない場合は裏面を使ってください。

ワークシート2（課題別レポート）

年　　月　　日　学籍番号　　　　　　氏名

【課題1】 保健師が行う援助としての特徴がある場面，また，保健師の活動の特徴につながる場面を取り出し，家庭訪問援助が「公衆衛生のどのような理念に基づいているか」「どのような看護の目的に基づいているか」を記述してください。

保健師が行う援助としての特徴がある場面 保健師の活動の特徴につながる場面	援助から導く公衆衛生の理念 および看護の目的
	公衆衛生の理念 看護の目的

【課題2】 保健師が対象本人・家族の身体・日常生活・生活機能状況を本人たちの思いや考えとともに捉えた場面を取り出し，「家庭訪問援助の目的と特徴，対象を生活の中で捉えることの意味」を整理してください。

保健師が対象本人・家族の思いや考えとともに捉えた身体， 日常生活，生活機能状況をとらえた場面	家庭訪問援助の目的と特徴 および対象の捉え方
	家庭訪問の目的 対象を生活の中で捉えることの意味

【課題3】保健師が行った援助で，対象者の家庭生活に合った方法を工夫している場面，または本人家族のセルフケア能力の向上を志向している場面を取り出し，「家庭訪問援助における家族を含めた援助提供方法の特徴を記述してください．

対象者の家庭生活に合った方法を工夫している場面，本人家族のセルフケア能力の向上を志向している場面	家族を含めた援助提供方法の特徴

【課題4】継続訪問を重ねる中で，本人の生活が拡がり，家族が協力的に変化している場面を取り出し，「家庭訪問援助における看護過程展開方法」の特徴を記述してください．

本人の生活が拡がり，家族が協力的に変化していく場面	看護過程展開方法の特徴

【課題5】保健師が行った支援で地域住民の健康生活上の潜在的ニーズを把握して支援する場面，または他のサービス・保健事業や他の社会資源と連動している場面を取り出し，「全住民の健康管理も視野に入れた家庭訪問」の特徴を記述してください．

地域住民の健康生活上の潜在的ニーズを把握して支援する場面，他のサービス・保健事業や他の社会資源と連動している場面	全住民の健康管理も視野に入れた家庭訪問の特徴

【課題6】課題1から課題5以外で，この事例を読んで印象に残ったこと，保健師の援助についての感想があれば書いてください．

最終レポート課題

　　　　　　　　　　　　　　　年　　月　　日　学籍番号　　　　　　　氏名

課題1～6を通して学んだ本事例から捉えた公衆衛生の理念と看護の目的に基づいて行う保健師の個別援助の特徴や展開方法についてあなたが理解したことを書いてください。

（A4 2枚程度，10.5ポイント）

❸ 学習目標に到達するための課題レポート作成ガイド

5つの学習目標に到達するために，演習課題に取り組む思考の手掛かりとなる手順

(1)「家庭訪問援助を公衆衛生の理念と看護の目的に基づいて捉えること」に関して説明するために，

①家庭訪問の保健師が行う援助としての特徴がある場面を取り出してみましょう。また行政組織に所属する看護職としての，保健師の活動の特徴に繋がる部分を取り出してみましょう。

②家庭訪問でイメージできたことを具体的に自分の言葉で表現してみましょう。保健師が，対象本人・家族と関係が作れず，焦りとか気おくれとかの思い，ここでの保健師の思考を自分の言葉に置き換えて述べてみましょう。

③こういった地域における看護活動の実績を，これまで学んできた看護という大きな枠で解釈するとどういう意味があると考えますか。また施設内看護との比較で，地域を基盤として展開する看護の特質にはどんなことがあると考えられますか。あなたの考えを述べてみましょう。

④この事例から学んだ家庭訪問援助の公衆衛生看護としての特徴について統合して述べてみましょう。また治療目的ではなく，健康課題を予防する必要性の高い対象への働きかけの方法とは，何をどのようにすることを言うのか，あなたの考えを述べてみましょう。

(2)「家庭訪問援助の目的と特徴，対象を生活の中で捉えることの意味」に関して説明するために，

①家庭訪問における保健師の援助や本人・家族の状況を取り出してみましょう。これらのことを保健師が，本人・家族の思いや考えとともに把握している場面を取り出してみましょう。

②家庭訪問援助で，対象の特徴とその把握方法について自分の言葉に置き換えて説明してみましょう。「対象の尊厳を守る看護者の姿勢」とは何か自分の言葉で表現してみましょう。

③家庭訪問援助には，対象者の健康管理という目的があること，他にもいくつもの意図があることが分かりましたか。改めて，家庭訪問援助での保健師の意図，目的には，どういうものがあるか，あなたの考えを述べてみましょう。

④この事例の身体状況や日常生活から概観すると，どういう療養状況だったと捉えられましたか。この事例から家庭に出向くからこそ得られる情報の意味とは何だと考えますか。把握した情報の中で，尊重すべきことは何だと考えますか。さらに健康課題を予防する必要性から，課題の優先順位をどのように設定しますか。あなたの考えを述べてみ

ましょう。

(3)「家庭訪問援助における家族を含めた援助提供方法」に関して説明するために,
①家族を単位とした援助の場面,家族員一人ひとりのニーズ,家族の関係性に対応する場面,家庭生活に合った方法を工夫している場面,本人家族のセルフケア能力の向上を志向している場面を取り出してみましょう。
②生活を見る視点とはどういうことか,家庭訪問の家族を単位とした援助における基本的考え方・姿勢・方法・意味を自分の言葉に置き換えて述べてみましょう。
③家族員一人ひとりが援助の対象であり,予防的に働きかけていることが捉えられましたか。本人・家族の健康問題の解決だけでなく,価値観や思いを深く理解し尊重した援助であることが分かりましたか。本人や家族の意思決定を援助するものであることが分かりましたか。改めて,家庭訪問援助での家族を含めた援助提供方法とは,どういうものであるのか,あなたの考えを述べてみましょう。
④この事例の家族の介護力を見極めるために,対象者の意欲,回復力,意思決定,主体的な問題解決能力を見極め,引き出すために,どんな方法をとりますか。あなたの考えを述べてみましょう。

(4)「家庭訪問援助における看護過程展開方法」に関して説明するために,
①相談的対応技術と教育的対応技術が提供されている場面,継続訪問を重ねる中で生活が拡がり,家族が協力的に変化している場面,制度を使って援助している場面を取り出してみましょう。
②対象者のホームグラウンドに迎え入れられ,関係を基盤として成り立つ援助,対象者の価値観や思い,家族が過ごしてきた生活を理解し尊重する援助を自分の言葉に置き換えて述べてみましょう。
③看護援助とは対象者に関心を寄せ,対象者の立場に身を置いて感じ考えるものであることが捉えられましたか。1回1回の家庭訪問の計画・実施・評価を繰りかえすことの重要性・意義は何だと思いますか。資源・制度利用では,本人家族が意思決定することを援助していたことが理解できましたか。改めて,家庭訪問援助における看護過程展開方法とは,どういうものであるのか,あなたの考えを述べてみましょう。
④この事例から本人・家族の困りごとに,看護職として何ができると考えられましたか。また対象者の生活の場に継続訪問を重ねる中での,主体的な問題解決能力を引き出す援助について,次回訪問日も含めて,家庭訪問にいつ行くのか,どのくらいの頻度で行くのか,どんな方法で検討しますか。あなたの考えを述べてみましょう。

(5)「全住民の健康管理も視野に入れた家庭訪問の展開方法」に関して説明するために，

①行政組織に所属する看護職としての，保健師が行う援助としての特徴がある場面，地域住民の健康生活上の潜在的ニーズを把握して支援する場面，他人の家の人にも関心を向け，さらに受け持ち地区の住民の生活の実態を把握しようとする場面，他のサービス・保健事業や社会資源と連動している場面を取り出してみましょう。

②地域／公衆衛生看護という活動領域が場として存在すること，世帯を単位とした公衆衛生看護の役割，アウトリーチ機能（潜在しているニーズの把握）に通じる援助，家庭訪問が，地区活動の手段であることを自分の言葉に置き換えて述べてみましょう。

③家庭訪問援助は，本人と家族を単位とし，周囲の住民も対象にした援助であること，住民同士が影響を及ぼしあって生活している実態が捉えられましたか。保健師は受け持ち地区住民の健康管理に責任を持つ立場で，対象者の家族に保健サービスを提供する者であることが分かりましたか。改めて，地区活動の手段としての家庭訪問の展開方法とは，どういうものであるのか，あなたの考えを述べてみましょう。

④この事例から学んだ家庭訪問援助から，健診から繋がるなど，保健事業としてどういう仕組みを創るか。家庭訪問でつないだサービス利用の実績を他の事例への援助にどのように活かすか。家庭訪問後に地域資源の利用など，既存サービスをどう適用させ，適切な医療につなげるか。あなたの考えを述べてみましょう。

④ 事例演習における自己評価用学生の到達目標

　保健師が，家庭訪問援助で明確な目的，意図をもって実践していることが，どの程度理解できたか，自己評価しましょう。前項の演習の目的を達成するために，学生のみなさんに何をどのように理解して欲しいか，ワークシートに何をどのように書けば，理解したと評価できるか，以下の表に示しました。教員が演習で何を求めているか，学生のみなさんと共有することにより，方針を持って事例を読み，解釈できるようになります。さらに自身が，支援するとしたら，どうしていくのかなど，事例の設定を超えて看護職としての思考を巡らせ，この後の実習や卒業後の実践に向けて，さらに発展させてください。

保健師による家庭訪問援助実践事例での学びの評価

各学生は，保健師による家庭訪問援助の実践事例を読んで，ワークシートを完成させる。課題レポート，最終レポートでは，これまでの看護学の学び，および公衆衛生の理念に基づいて，保健師による家庭訪問援助をどのように理解したか，自由に述べてもらって構わないが，単なる感想，事例本文の抜書き，教科書の引用ではなく，5つの学習目標に関する考察が書かれていなければならない。

学びの自己評価の観点		優秀の基準	良可の基準	要再提出
事例の中から5つの学習目標に関連のある場面・情報の適切な識別		・看護実践としての普遍的な特徴，地域/公衆衛生看護活動としての特異的な情報と関連づけて，その意味するところを見出すことができる。	・事例の中から，保健師の家庭訪問援助を学ぶための援助場面・情報を取り出すことができる。 ・取り出した情報を看護実践として説明できる。	着目点がズレている。 猫を連れてきたのは誰か，とか
	①家庭訪問援助を公衆衛生の理念と看護の目的に基づいて捉えること	・履修済科目の看護学，公衆衛生学で学んできたことを統合させて，演習での理解を看護学の中で位置づけられる。	・授業で学んだ地域/公衆衛生看護の重要な概念や考え方を，演習を通して自分なりの理解や納得へと導くことができる。	学習目標①の評価のポイントに留意していない。理解していない
	②家庭訪問援助の目的と特徴，対象を生活の中で捉えること	・家庭訪問援助のケース管理，医療面の管理が必要であること等，そのあり方に関心を寄せながら考えることができる。	・対象者の状況を的確に捉え，生活の中で捉える視点として整理できる。 ・家庭訪問援助の全体像を的確に捉え，看護職としてのあり方が描ける。	学習目標②の評価のポイントに留意していない。理解していない
	③家庭訪問援助における家族を含めた援助提供方法	・履修済科目の看護学で修得した看護過程の展開を見直し再構築できる。	・看護の対象を家族や家庭・地域生活を含めて捉えることができる。 ・家族を含めた援助提供方法の理解，信頼関係構築することの重要性について説明できる。	学習目標③の評価のポイントに留意していない。理解していない
	④家庭訪問援助における看護過程展開方法	・対象の生活の場における看護過程を，履修済科目の看護学で修得したことを関連させて，その意味するところを見出すことができる。	・対象の生活の場に出向いて実施する看護過程展開方法の特徴を示すことができる。 ・展開方法を的確に捉え，看護職の介入方法の視点として整理できる。	学習目標④の評価のポイントに留意していない。理解していない
	⑤全住民の健康管理も視野に入れた家庭訪問の展開方法	・生活する地域住民の立場から，地域の資源を知り，提供体制を整備するものであることの意味を考えることができる。	・社会資源（関係機関・職種，保健事業等含む）を機能させる担い手の立場から，家庭訪問援助に関連する社会資源の意義と課題を考えることができる。	学習目標⑤の評価のポイントに留意していない。理解していない
説得力のある論旨		・教員側が示すものをすべて受け入れることなく，批判的な視点で説得力のある意見・特徴が示されている。	・なぜその場面に着目したのか，それらの情報からどのように考えたのか，論理的に，他者に説得力を持って伝えることができる。	伝えたいことが何か捉えられない。 最後まで読まないと結論が分からない。
作文スキル		・読まなくても，見ただけで，何処に何が書いてあるか伝わる。	・主語述語の呼応，適切な改行，誤字脱字が無いなどの，文章が組まれている。	主語が判断できない，句読点のない長い文，誤字脱字有る。

5 演習課題の意図と解説

　演習課題1～5は，家庭訪問事例の内容をこれらの課題に沿って考えながら読み込み，書きだして整理することを通して，81ページの学習目標についての理解につながるよう設定しています。

　演習課題6は，この事例を読んでみなさんが感じた疑問やこれまでの学習内容と結び付けて考えたこと，家庭訪問事例を読んだ率直な感想などを自分の言葉で表現してみてください。演習課題に捉われることなく，自由に考えてよい内容です。

◇課題1．保健師が行う援助としての特徴がある場面の1つを例にして，「家庭訪問援助を公衆衛生の理念と看護の目的に基づいて捉えること」をどのように理解したか記述してください。

　家庭訪問援助は，個人・家族に対する援助方法の1つですが，対象となる個人・家族だけをみるのではなく，個人・家族に対して援助を行いながら，この地域に生活する人々の健康生活はどうなっているか，どうあったらいいかと思考を巡らせています。思考を巡らせるだけでなく，個人・家族への援助を通して把握したニーズを，地域全体に及ぶニーズなのかどうかを探る活動に発展させることもあります。また，地域住民からの相談があれば，どのようなことでもまずしっかりと受け止めて対応します。

　具体的な場面としては，1歳6か月児健康診査の手伝いとして参加していた方から家族についての相談を受け，家庭訪問を行って生活状況を把握しながら本人と家族に対して援助を継続して行っている一連の過程が挙げられます。本人は閉じこもりがちな生活を送っていて，同居の妻と近くに住む娘はどうしてよいか，その対応方法に困っています。このような状況に対して，能動的に家庭に入って時間をかけて援助関係を築いています。この能動的な行為こそが，保健師の看護活動の特徴を表しています。病院は，本人が受診しなければ診療を受けることができません。訪問看護制度では，医師の指示書に基づいて訪問看護が開始されます。これらと比べると，この家庭訪問事例の保健師の動き方の特徴が確認できると思います。

　"公衆衛生の理念"と"看護の目的"を結びつけるのはイメージを描きにくいかもしれません。これは，"看護職としてできることを何のためどんな人のために行っているか"と言うこともできます。課題1は，保健師の看護活動の特徴を具体的な事柄と結び付けて理解してほしいと願って設定したものです。

◇課題2．対象本人・家族の身体・日常生活・生活機能状況を思いや考

えとともに把握している場面の1つを例にして,「家庭訪問援助の目的と特徴,対象を生活の中で捉えること」をどのように理解したか記述してください。

　この課題については,9/1初回訪問で保健師がとった行動が挙げられます。初回訪問で,保健師の訪問に対する本人の反応をありのままに受けとめ,まずは本人の妻や娘から情報を得ながらも扉越しに本人に「また来ます」と言葉を残して訪問を終えることが書かれています。この場面から,保健師が本人との関係づくりに意識を向けていることがわかります。また,家族を援助の単位としてとらえ,本人の妻と娘から丁寧に話を聞くことにより,妻や娘が保健師のことを"自分たちの困っていることに耳を傾けてくれる人"として受け止め,援助関係がつくられていきます。

　次に,本人が「前と比べて歩き方が変になってしまった。恥ずかしくて誰にも会いたくない」と自分の状態を受け止めている。そのことを保健師が把握している場面は,身体機能レベルだけでなく,そのことを本人がどう思っているのかを併せてとらえています。このような場面から,援助の方向性を導くというアセスメントの本質を理解してほしいと考えています。

◇課題3.対象者の家庭生活に合った方法を工夫している場面,または本人家族のセルフケア能力の向上を志向している場面の1つを例にして,「家庭訪問援助における家族を含めた援助提供方法」をどのように理解したか記述してください。

　対象者の家庭生活に合った方法を工夫している場面としては,本人が以前行っていた油絵をやるように勧めることや家にあったオセロを一緒に行うことが挙げられます。看護職が援助を開始する時には,病気が進行して心身の状態が悪化した状況や介護を必要とする状況であることが多くあります。特にこの事例は,高齢者ですので本人が以前従事していた仕事や元気だったころの趣味を知ることは,対象者のひととなりを理解することにつながり,対象者にとって受け入れやすい援助を考えることに役立ちます。

　本人家族のセルフケア能力の向上を志向している場面として,本人については,緊急入院から自宅に戻ってからの家庭訪問の際に,脚がよくなる方法を尋ねてきたことに対して家の周りを歩くなどを勧めている場面が例として挙げられます。本人の関心が高まっている言葉がでてきたタイミングを逃さずに具体的な方法を提案する援助です。

　また,友人から健康マットを購入したこととそのことに対する保健師の対応については,多いに意見を交わしてほしいと考えたところです。

この保健師の対応が良いのか，間違っているのかその是非を問うのではなく，この時に保健師が大事にしたことはどんなことかについて考えてみて下さい。この事例の保健師は，家族の受けとめも把握したうえで保健師としてどう対応すべきか考えています。

◇課題4．継続訪問を重ねる中で，本人の生活が拡がり，家族が協力的に変化している場面の1つを例にして，「家庭訪問援助における看護過程展開方法」をどのように理解したか記述してください。

　本人は入浴することをきらい保健師が勧めても同意していませんでした。この場面では，保健師は"拒否する"という意思を尊重してそれ以上すすめませんでした。しかしその後，娘に付き添われて本人はシャワー浴を行っていました。保健師が勧めてダメだったけれど娘が自分から促したことや，本人が娘に促されて同意したことがうかがえます。このような本人の変化，家族の変化をきちんと捉えて，そのことを認めることはとても大切な援助になります。

　また，初回訪問から約5か月経過した頃に初めて本人から「いらっしゃい」と声をかけてもらえる場面があります。そして水彩画をやるために文房具店に出かけていました。このように，個別援助を続けていると本人の変化がみられることがあります。生活の場で行う看護援助は，問題に直接働きかけて解決することもありますが，本人や家族がやってみようという意欲を高めるきっかけづくりをすることの方が多い場合もあります。変化となってあらわれるまでに時間がかかることがあります。

　対象者や家族が危機的な状況にある場合を除いて，短期間で援助の成果がみられることは少ないと言えます。看護過程の展開としては1回ごとの家庭訪問の過程で考えることが基本となりますが，3か月や半年，あるいは1年という長いスパンで考えることも必要となります。そしてそこでは，対象者や家族の変化を細やかにとらえることも大切です。

◇課題5．地域住民の健康生活上の潜在的ニーズを把握して支援する場面，または他のサービス・保健事業や他の社会資源と連動している場面の1つを例にして，「全住民の健康管理も視野に入れた家庭訪問の展開方法」をどのように理解したか記述してください。

　「地域住民の健康生活上の潜在ニーズを把握して支援する場面」の例として，事例の冒頭，家庭訪問援助を行うにいたった経過（把握方法）が挙げられます。1歳6か月児健康診査の手伝いに来ていた母子保健推進員による家族（父）の相談がきっかけとなりました。この場面は，乳幼児健康診査を行うために集まっているのですが，その目的のためだけでなく，"援助を必要としている状況があれば対応する"という姿勢を

常に持ち合わせているのが特徴です。この姿勢と看護の知識と技術を持っているからこそ，はっきりとした相談や訴えではない場合でも"何か困ったことがあるのでは？"と潜在しているニーズを感知できるのです。この場面は，事例の最初に書いてあるので，見逃してしまうかもしれませんが重要な場面です。

「他のサービス・保健事業や他の社会資源と連動している場面」として，要介護認定を受けて介護保険サービスの利用に結び付けるところが挙げられると思います。外出機会を得ることによって本人の活動が広がることと妻の介護負担軽減にもつながることが期待できます。このほかに，最初の相談者である娘との面談を行うために，娘ががん健診を受ける時を活用している場面にも注目していただきたいのです。この事例の家族が住む地域は，保健センターから離れた集落にあります。娘にとってみても，保健師としても合理的な方法です。このような方法がとれるのは，保健師が家庭訪問援助だけをしているのではなく，成人保健事業にも関わっているから可能なのです。言い換えると，家庭訪問という方法だけでなく，いろいろな援助手段を持ち合わせているという特徴があるのです。また，この場面は「行政組織に所属する看護職としての，保健師が行う援助としての特徴がある場面」として捉えることもできます。

● 引用・参考文献

1) B.S.ブルーム他著，梶田叡一他訳：教育評価法ハンドブック―教科学習の形成的評価と総括的評価―，第一法規，193-219，1973.
2) ダネル・スティーブンス，アントニア・レビ著，佐藤浩章監訳；大学教員のためのルーブリック評価入門，玉川大学出版部，2-36，2016.
3) 松下佳代；パフォーマンス評価による学習の質の評価―学習評価の構図の分析にもとづいて―，京都大学高等教育研究第18号，75-114，2012.
4) 沖裕貴；大学におけるルーブリック評価導入の実際―公平で客観的かつ厳格な成績評価を目指して―，立命館高等教育研究14号，71-90，2014.
5) 三宮真智子；メタ認知―学習力を支える高次認知機能，北大路書房，1-96，2016.

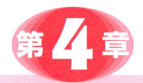

ワークブックの基盤となる考え方

　筆者らは2009年から，看護系大学の多様なカリキュラム（保健師教育課程選択制と保健師看護師統合カリキュラムの双方を含む）で，地域／公衆衛生看護学を担当する教員有志により，互いの教育実践を共有しつつ効果的な教育法を検討する自主勉強会に取り組んできた。この会で最初に取り上げたテーマは「地域診断・地区診断の教育方法」であった。大学の看護基礎教育課程（看護学士課程教育）にある学生に対し，いかにしてコミュニティを対象とした看護，すなわち地域／公衆衛生看護を伝え，生きた学びへとつなげていくのか，本自主勉強会ではそのような問いを探求し続けてきた[1,2]。本書はその取り組みの成果の一部であり，看護学士課程教育における地域／公衆衛生看護学教育の一助とするために作成した。

　演習は，学んだ知識や技術を単に適用するのではなく，実践に近い状況の中で統合し，使いこなして，与えられた課題に取り組む学習となるべきと考えている。Wiggins[3]は，「教師は，学生が研究領域全体の中から比較的少数の観念，事例，事実，スキルを学ぶことを手伝えるに過ぎない。そこで，私たち教師は，学生が，本来限定的な学習を他の多くの設定，論点，問題に転移させるのを助ける必要がある」とした。筆者らは本書で取り組む演習を，地域／公衆衛生看護において中核となる重要概念を，転移可能な概念として理解できるようにする，すなわち，経験したことのない現実の状況に直面した時にも応用し課題に対応できるようなレベルの，深い理解を助ける教授学習過程としたいと考えた。

　この章では，このワークブックが基盤とする考え方を述べたうえで，ワークブックで取り上げた演習を，看護系大学の多様なカリキュラムに適用するうえでのポイントを述べる。

1　大学における地域／公衆衛生看護の教育のあり方

　大学（学士課程）教育によって育成する公衆衛生看護実践者の姿として，まず，卒業時点というのは，一人で何でもできる完成した実践者ではない，ということは，現在の大学教員の間では，合意が得られる考えであろう。大学教育を終える時というのは，学士力を土台として，看護

専門職として実践活動を展開する基礎的な力を身につけた段階である。それは，看護専門職として，自身の実践活動を通してさらに学び，成長していくスタート地点でもある。また，本人の努力だけに期待するのではなく，実践現場においてさらに育成が必要である。

　そのようなスタート地点までに，大学において何を重視して教育をするのか。

　最も重要なことは，看護専門職として自分の頭で考えて判断するための判断基準と思考過程の基礎を身につけること，である。看護専門職としてのあたまづくり，とも言える。身につけた判断基準と思考過程は，変化する時代の中で，自分は看護専門職として何をすべきかを考える際のよりどころとなり，実践におけるその人の中心軸となっていく。ただし，卒業時点では，このよりどころはまだか細く，頼りないものである。自分自身の実践活動を通した学び，あるいは，さらに大学院での学びを通して，しっかりとした自身の考え，中心軸をつくっていく際の芯となるようなものである。

　そのようなものを学生が自分の中につくり出していくためには，どのような教育の内容と方法が必要なのか。

　筆者は，公衆衛生看護の理念・原理原則を学び，その理念と原理原則と実践活動を結びつける力を身につける教育が鍵となると考える。まず，講義を通して，理念と原理原則を学ぶ。このときは，活動事例を用いて，具体的な活動の中にどのような理念，原理原則があるのかを教員が結びつける。次に，演習を通して，学んだ理念，原理原則を具体的な知識・技術とともに活用する試みを行う。さらに，実習を通して，保健師が行っている実践活動を見聞きして，その中にある，これまで講義などで学んできた公衆衛生看護の理念・原理原則を確かめる。また，学生自身が住民への援助を行い，その地域の実態をとらえ，その地域に必要な公衆衛生看護活動を考える取り組みを行い，それを振り返ることにより，自身の活動を通して公衆衛生看護の理念・原理原則を確かめる。

　このように，講義，演習，実習のいずれにおいても，常に，理念，原理原則という抽象的な概念と具体的な実践活動を結びつける学習を重ねていく。このような学習は，卒業後に実践活動を通して学び続け，自身の考え，中心軸をつくっていく基盤となる。すなわち，看護専門職としての生涯学習の基盤となる。また，理念と原理原則をつかむことによって，理念と原理原則をふまえながら，実際の活動は柔軟に実態に合わせて変化させ，新しい活動方法を創り出すことを可能とする。

　実践活動と直結した看護学分野においては，学んだ理念，原理原則を自身の看護専門職としての実践活動の中で行動化できることが求められる。さらに，自身の実践活動から学び，成長し続けるためには，自身の実践活動を言葉で表現して振り返り，その意味や意義を確認する力が必要である。そのような意味からも，理念，原理原則と実践活動を結び付

ける学習を，講義，演習，実習と積み重ねることは重要である。

　講義において活動事例を活用することは，理念，原理原則が行動化された具体的な実践活動のイメージを持つことにつながる。演習において模擬的な実践活動に取り組むことは，理念，原理原則に沿った思考を試みることや実践活動に必要な知識や技術を実際に使って身につけることも含めた学習となる。さらに実習においては，実際の住民や地域生活集団に対する看護活動を，指導者の支援を受けながら学生自身が実践する。そこでは，看護の対象への責任を実感しながら，実習以前に学んだ理念，原理原則，実践活動に必要な知識や技術を統合的に活用していく。実習においては，看護の対象からの反応を得ることにより，より一層，自身の実践活動の意味を捉えることができる。また，知識や技術を確実に自身のものとする取り組みにつながる。そして，実践後に，自身の実践活動を振り返り，理念，原理原則がどのように展開されていたのか，それは看護の対象にとってどのような意味があるのかを，看護の対象からの反応とあわせて確認することができ，そこでつかんだ何が大事なのか，という考えは，学生が今後看護専門職として活動していく際の中心軸となり，学生の看護観となる。さらに，卒業後の実践活動を通した学びや大学院での学習を通して，中心軸となる看護観を確実なものとしていくことは，看護専門職としての生涯学習の中核となる重要な要素である。

　大学における公衆衛生看護実践者の教育は，抽象的な概念である理念，原理原則と具体的に行動するための知識や技術の両者を身につけ，実践活動の中で統合して行動できる看護専門職，そして，卒業後も自分自身を成長させていくことができる看護専門職を育てることを目指すものと考える。

　本ワークブックは，保健師が実践活動の中でこの人のことを何とかしたい，と感じた強い思いを動機として，地域の実態を調べ，健康課題を明らかにして，実践活動に取り組んでいくという，実践活動の中で展開される保健師の思考と行動に沿って展開する演習である。学生は，これまでに学んだ公衆衛生看護の理念・原理原則と実践活動に必要な知識や技術を駆使して，その地域の住民に対する公衆衛生看護活動を展開する思考をたどる。さらに，演習の前に学生自ら学習のねらいを確認し，取り組みの後に振り返り評価を行うしくみを提供している。学生が，求められる考え方や知識や技術を再確認し，自己評価して，自己を成長させる力につながっていくことを期待している。

2　学習支援のための評価の考え方　パフォーマンス評価とルーブリック

1）学習支援のための評価

　学習を支援するために評価すると聞き，どのような印象を持つだろう

か。学校教育に用いられる「評価」，あるいは「教育評価」と聞いて，まず思い浮かぶのは，評価主体が教員，評価対象が学生（学習成果）であり，レポートや実習記録，筆記試験や実技試験等，評価対象に関する何らかのデータを集め，授業の目標に照らして達成度を査定し，最終的に優，良，可といった成績を評定する活動，すなわち総括的評価である。

総括的評価とは，単元終了時，学期末，学年末という比較的長時間にどれだけの教育成果が得られたか，どれだけ習得目標を達せられたか，その点を総括的に明らかにしようとする評価活動である[4]。総括的評価は，古くから用いられてきた評価の原点であり，現在も重要な評価活動として位置づいている。総括的評価は，学生が最終的に学習目標をどの程度達成できたのかを知る機会，教員が，授業を通して学生にどのような教育効果をもたらしたのかを確認し，教育の質保証に向けた示唆を得る機会となる。

一方，総括的評価は，学生が最終的にどのような水準で目標を達成できたのかを判定することに焦点を当てているため，学習支援としての機能は弱い。この学習支援の機能に重点を置いた評価が，形成的評価である。形成的評価とは，教育活動の途中で中間的な成果を把握し，その活動をもっとも効果的なものとするよう活動自体の軌道修正をするために必要な評価活動であり，指導と評価の一体化を指向し，授業の改善を図るために用いる[4)5)]。形成的評価を学生の立場から考えた場合，学習の途中で自らの目標達成状況を確認することによって，その後，何をどの程度学ぶ必要があるのかを知り，学習活動を調整することに役立つ。

授業とは，相対的に独立した学習主体としての学習者の活動と教授主体としての教授者の活動が教材を媒介にして相互に知的対決を展開する過程である[6]。この定義は，教員と学生を，「教える」「教えられる」という一方向的な立場に位置づけていない。教員と学生は，教授または学習という役割は異なるものの対等な立場にあり，相互に知的対決をする，すなわち双方向に学び合うとしている。形成的評価に関しても，教員，学生の両者が主体となって取り組むことにより，学習途中でのコミュニケーションや相互理解，知的対決が促進される。両者が主体となる，言うは易く行うは難しである。とりわけ学生は，評価＝評定と捉え，教員との関わりの中で教員の望む答えを探ることに意識が向きがちである。形成的評価を取り入れる際には，予め，形成的評価が学習の支援を主たる目的としており総括的評価に用いられないことや，評価結果をどのように学習の改善に活用していくのかについて伝えておく必要がある。また，形成的評価を効果的に行うためには，教員と学生の両者が共通して活用できる評価ツールが重要になる。形成的評価に用いる評価基準やツールは，それらを学生が学習のために活用できたとき，学習資源でもある。学習資源としての評価基準やツールがわかりやすいもの，使いやすいものになっているかを吟味し，学習の成果として何が求められるの

かを正確に共有できることも重要である。さらに評価基準やツールの活用を手がかりとして，教員と学生あるいは学生同士が互いの考えや思いを表現しあい，相互理解を深め次なる改善につなげていくこと，学生自身が自己の成長の足跡を実感できることも重要である。

　学習支援としての評価を考える際には，学生による自己評価への働きかけという側面も見逃せない視点である。自己評価とは，自己の学業，行動，性格，態度などについて何らかの指標をもとに情報などを得て，その後の学習や行動を改善，調整する一連の行動[7]であり，学習活動への主体的参加，自己理解の深化，自己教育力の強化を目指すものである[8]。自己評価は専門職としての自律を支える活動であり，形成的評価を通して自己評価能力を高めることは，生涯にわたる看護職者としての学習を支える基盤作りにつながる。

2) パフォーマンス評価とルーブリック

　評価には，心理測定学を学的基盤とする評価方法と構成主義等を学的基盤とする評価方法がある。前者には，量的データを用いる標準テスト等が含まれ，後者には，質的データを用いるパフォーマンス評価，真正の評価，ポートフォリオ評価等が含まれる。

　このうちパフォーマンス評価は，ある特定の文脈のもとでさまざまな知識や技能などを用いながら行われる，学習者自身の作品や実演（パフォーマンス）を直接に評価する方法であり[9]，標準テストを用いて評価できない能力を評価する方法として生み出された。

　我が国の高等教育においてパフォーマンス評価が注目されるようになったきっかけのひとつは，2008年に提示された「学士課程教育の構築に向けて」[10]である。この答申は，学士課程を通して培う能力を学士力とし，「知識・理解」「汎用的能力」「態度・志向性」「総合的な学修経験と創造的思考力」をあげ，学士力の学習成果の達成度を評価するために，多面的できめ細やかな評価方法を取り入れることを求めた。さらに，2012年，予測困難な時代において生涯に渡って学び続ける力，主体的に考える力をもった人材育成に向けて，知識量や知識の暗記・再生力を問う従来型の学力や，主体的な思考力を伴わない協調性は通用性に乏しいことを指摘し，一方的な知識の伝達・注入のみにとどまらない，学生が主体性をもって多様な人々と協力して問題を発見し解をみいだしていく能動的学修（アクティブ・ラーニング）の充実を求めた[11]。このような学修の成果を評価する多面的な方法として，アセスメントテスト（学修到達度調査），学修行動調査，ポートフォリオ等に加えて，ルーブリックを活用したパフォーマンス評価を取り上げている。

　パフォーマンス評価は，知識を知っている，わかっているというレベルの評価にとどまらず，多様な状況に応じて知識を使えるというレベルを評価するために不可欠である。これはまた，パフォーマンス評価が，

各学問領域における重要概念を転移可能な概念として理解することを助ける教授／学習過程にも不可欠な評価方法であることを表している。

看護学は実践の科学であり，看護学の修得には，講義・演習・実習を通して培った知識や技術，態度を統合して活用し，最終的に看護の対象に看護を実践できる能力が求められる。看護学士課程におけるコアコンピテンシーは，「Ⅰ．全人的に対象を捉える能力」「Ⅱ．ヒューマンケアの基本に関する実践能力」「Ⅲ．根拠に基づき看護を計画的に実践する能力」「Ⅳ．特定の健康課題に対応する実践能力」「Ⅴ．ケア環境とチーム体制整備に関する実践能力」「Ⅵ．専門職者として研鑽し続ける基本能力」の6群から構成されている[12]。これらの実践能力は，OSCE（Objective Structure Clinical Examination）などの実技試験，学生による実践場面の録画，個人あるいはグループによる実習や演習の成果発表，実習や演習の記録物などによって評価されてきた[13]。これは，看護実践能力の評価に，事例や模擬状況，あるいは現実のクライエントへの看護実践といった，ある特定の文脈のもとでさまざまな知識や技能などを用いながら行われる学習者自身の作品や実演を評価する方法，すなわちパフォーマンスを評価する方法が用いられていることを示している。

また石井[14]は，看護学教育が従来活用してきた行動目標に基づく評価とパフォーマンス評価の違いを示し，細分化した行動目標の達成が必ずしも統合されたパフォーマンスとして成立するとは限らないことを指摘している。さらに，知識や技能を実際の場面で総合的に活用できるかどうかを評価するために，思考過程を評価する重要性を指摘している。

一方，パフォーマンスをどのように評価するのか，評価の客観性・妥当性に関しては，課題が指摘されており，その課題克服に向けてルーブリックが活用されている。ルーブリックとは，パフォーマンスの質を評価するために用いられるツールであり，評価規準（次元）と評価水準である尺度，尺度を満たした場合の特徴の記述で構成される。記述により達成水準等が明確化されることにより，他の手段では困難なパフォーマンス等の定性的な評価に向いている。

ルーブリックは，次のような利点を持っている。

①批判的思考に基づく学生の自己評価の促進：学生は，自己の学習状況を批判的に把握し，課題克服に向けた具体的な方策や学習の方向性を見出すことができる。

②評価者・被評価者の認識の共有：教員と学生間，あるいは学生間であっても，評価者と被評価者の間でどのようなパフォーマンスを目指せば良いのか，どのようなパフォーマンスを示しているのか等に関するコミュニケーションを促進し，認識を共有することができる。

③タイミングの良いフィードバック：課題終了後，できるだけ迅速にフィードバックをすることが有効であるが，ルーブリックの活用によって，フィードバックの視点を明確にできると共に，フィードバッ

クに要する時間を短縮できる。
④指導と評価の一体化：教員は，ルーブリックによって学生が何をどの程度修得しているのかを明確に把握でき，その結果に基づき教授活動を調整できる。
⑤複数の評価者による評価の標準化：複数の教員が別々に学生を評価する際に教員間の評価の差異を減らすことができる。

3　本書におけるパフォーマンス評価のためのルーブリックの提案

　本書では，学生が演習課題に取り組む学習を支援するために，パフォーマンス評価の考え方を採用している。そのための学習資源として，パフォーマンス評価のためのルーブリックを，第2章及び第3章で取り入れた。これらのルーブリックは，筆者らが実際にこの教材を用いて演習を行う際に使用しているものである。ルーブリックの表側に示した評価の観点は，各演習で示した学習目標と対応している。このルーブリックの使い方は，第2章及び第3章の本文中に述べたとおりである。
　第2章で示したルーブリックは，学生が最も苦手としやすい，資料からの地域情報の読み取りとこれに基づく保健師が取り組む課題・戦略の明確化（演習課題4及び5）に，学生が取り組みやすくする意図で提示している。膨大な情報の中からどのように読み取ることが期待されているのかを，あらかじめ学生に示すことが，このルーブリックのねらいである。ルーブリックでは，教員が学生のどのような取り組みについて低く評価するか，どのような取り組みは高く評価するかを示した。ルーブリックの表側には，学習目標を具体化した評価ポイントを，評価の観点としてあげている。表頭は，教員が期待する最高到達度を「優秀」とし，「良」「努力が必要」とともに3段階の評価水準で示した。そしてルーブリック表の各セルには，それぞれの評価の観点ごとに各水準であることを示す特徴を記載している。これは一つの案であり，筆者も毎年これを使用して学生の提出物を評価しながら，微修正を加えている。
　この教材を使用する教員は，このルーブリックを下案として用いていただいてもよいし，学生の学習段階と教員が学生に期待する学習到達度に応じて，表側に挙げる評価の観点や表頭の評価水準を修正して使用していただいてもよい。重要なことは，学生が苦手とする課題であればなおのこと，課題に取り組む前に，どのように取り組むのか，教員がどのような取り組みを期待しているのかを伝えることであり，このルーブリックはそのための1つのツールと考えていただきたい。掲載したルーブリックを使用された場合には，忌憚のないご意見を，筆者らまでフィードバックしていただけると幸甚である。

（教員が求める解答に応えるのではなく）自分で答えを発見していく態度を養うことが重要である。そのためには，教員側にも，オープンマインドな態度，どのような学生の反応や解答にたいしても，なぜそのような反応をするのか，その反応の背景にある学生の考え方や理解の仕方を知るチャンスであると考えるような，そのような教員側の態度が重要となる。

〈授業・演習での活用例〉

　演習A「地域診断」は，一つの科目を通して，じっくりと課題に取り組むことも可能であるし，講義の一部の中で，演習課題の一部を学生が考えるという取り組み方も可能である。実際，筆者らのある大学では，概論講義の15回のうちの後半3回分で，学生はこの演習の前半の課題にとり組んでいる。別の大学では，1科目を通してこの課題に取り組み，途中で大学周辺の地域でのフィールドワークによる地域アセスメントを組み込んでいる。各課題の取り組みは，個人ワークのみではなく，グループワークで他者の考えを聞いたり，自分の考えを述べたりする時間を取ることが，メタ認知を高めるうえでも有効である。それらの時間配分も，各大学の教育プログラムに合わせて柔軟にアレンジしていただきたい。

　演習B「活動計画の立案」については，このまま演習課題として取り組んでも構わないが，実際実習など別の状況設定で事業計画の立案に取り組ませる際，解答例等を活用していただくことができるようにと考えた。

　「活動の実施・評価の実際」は，保健師が実際どのように活動を展開するのか，その理解を助けるために，組み入れた。演習Aは，筆者の大学の2年生の概論の授業で複数年にわたり実施している。保健師に直接出会ったこともなく，授業を聞いたのみの学生にとって，特に課題5の保健師活動の戦略を考えることは，途方もなく難しい課題であることを毎年実感している。そのような学生のヒントになるように，授業では課題の前に，保健師の実際の活動を映像で紹介している。その活動を養父市の吉田保健師の協力を得て，文字に起こした。学生にとっては文字よりも映像がよりイメージアップできるようである。本文で紹介している映像も活用いただきたい。

　実は演習Aについて，直近の授業評価で一人の学生から「この課題に取り組む意味が見いだせなかった」という厳しい意見をもらった。この演習にどのように取り組むのか，この演習からなにを学んでほしいのか，学生に伝えるためのヒントはまだまだ不足している。一方で，この演習で学習した思考過程を，実習でも繰り返すことで，実習が終わった時に初めて，これまで授業や演習で取り組んだことの意味が分かったという学生の声もきかれる。学びのパフォーマンス評価のためのルーブリックは，この演習だけにとどまらず，実習における学習につながっていくものとして，バージョンアップすることが必要と考えている。

2）地域／公衆衛生看護の手段としての家庭訪問

　この章は，保健師の家庭訪問事例を素材とした，地域／公衆衛生看護の概念的な理解やそこで展開される援助の本質的な内容についての教授学習方法を提案するものである。すなわち，保健師はどんなことを考え，どのような援助を行っているのかという具体的な援助事象と地域／公衆衛生看護の目指すものは何かという学習内容とを結びつける思考過程を踏むことを意図している。

　81ページの学習目標1から5に対する評価ポイントの内容は理解程度の高さ・深さの違いを示している。それに対応するように，ワークシート2の作成ガイドは，家庭訪問事例に書かれている内容を読み取る作業，読み取った内容をどう理解したのか学生が自分の言葉で表現する作業，さらに，自分の言葉で表現した内容とこれまでの学習内容と統合する，地域／公衆衛生看護または看護の理解を再構築するという段階まで記載している。事例演習ごとに自己評価ルーブリック（学生の到達目標）を使って，到達度を設定していただければ，地域／公衆衛生看護の概論段階での学習から，実践に埋め込まれた理念や原理原則を読み取ってその価値を言語化する学習にも使うことができると考えている。

　筆者らもこの事例を使った演習を試みたところである。施設内看護の学習が進んでいる段階であれば，学生はそれまでに学習した内容と対比させながら考えることができる。また，看護の学習の初期段階であっても，生活の場で行う看護として対象者との関係構築，家族を単位とした援助，援助対象者の把握方法などを糸口として考えることができる。

〈授業・演習での活用例〉

　授業・演習で活用する場合，授業科目の中の学習単元の1つに位置づくと考えられる。学生の看護学の学習進度に応じて到達目標を設定し，家庭訪問事例の提示とワークシートの作成方法や授業・演習の展開方法の1つとしての提案である。すなわち，これをお使いになる皆さまの教授意図に合わせて，このワークブックで紹介している様式や順序に拘らなくても構わないということである。

　筆者らは，地域／公衆衛生看護の概論，方法論の家庭訪問の一単元，方法論の各論（高齢者保健）3パターンでの授業活用を試みた。地域／公衆衛生看護の概論では，家庭を訪ねて行う看護を初めて知る学生も多く，多様な場での看護展開の1つとして看護が機能する場の理解を広げる，生活の場で行う看護の特徴を理解する教育効果が得られた。方法論（家庭訪問の一単元）では，継続した家庭訪問の特徴，家族支援の方法，援助の優先度の判断，地区活動との関係など，家庭訪問における保健師の思考過程の理解につなげることができている。また，高齢者保健活動の個別アプローチの一例としても活用できた。

　筆者の試行に基づく意見ではあるが，学習プロセスとしてワークシート1の段階の重要性を実感している。保健師が行っている行為に留まら

ず，保健師はどんなことを考えていたのか，また対象者とその家族の状況はどうか，援助経過の中で生じている変化などを記述内容から読み取る作業の最初のステップとして，「印象に残った場面とその理由」「疑問に思った場面」を切り口とするのである。個人ワークの事前学習（ワークシート1）を行って，授業・演習でグループ討議を行うことによって，家庭訪問事例の内容の理解を深めることができる。ワークシート2は，家庭訪問事例の内容と学習課題とを結びつけるワークである。このワークでは課題ごとに設定した問いの内容の理解も問われる。このワークで戸惑いがみられる場合には，教員から解説を加えることや，「正解」を探すのではなく「知識を使って考える」ワークであることを再確認するなどして学生の学習を支えることも必要であろう。

　看護は，対象となる人の看護ニーズに応じて行われ，その場の状況によって判断内容も変わってくる。ワークシート1の疑問点には，「これが援助として適切なのか」という意見もでてくる。学生が疑問に思うことをうけとめつつ，正しい援助が行われているか保健師の対応の是非を問うよりも，この時に保健師が大事にしたことはどんなことか，話し合うことも授業展開の1つとしてできることである。

　筆者らは，保健師の家庭訪問事例を使った授業を行いその振り返りを通して，学習課題に設定した内容に納まりきれない学生の"みずみずしい反応"の大切さを実感している。そのようなことからワークシート2の課題6を設定している。学生の率直で素朴な意見から学生理解を深めたり，感性の豊かさに感銘したりすることもあるので，ご活用いただけたらと思っている。

　意図と解説は，ワークシート2の学習課題1～5を設定しているねらい，どのような援助場面から読み取ることができるのかについて説明している。筆者らの試行では，ワークシート2の作業の後で意図を解説することによって，学生の理解状況の広がりと底上げに役立つ手ごたえを感じている。

　事例演習における自己評価ルーブリック（学生の到達目標）は，学生の理解状況がどこまでならばよいか，優れている理解状況はどのようなものかを考えて作成した。最終レポートの記述内容から学生の理解状況を捉える目安として活用することができると考えている。

● 引用・参考文献

1) 牛尾裕子・松下光子・飯野理恵：公衆衛生看護教育を担当する大学教員が「地域診断」の教育において重視していた教授内容, 日本地域看護学会誌, 16(3)：82-89, 2014.
2) 牛尾裕子・松下光子・塩見美抄・宮芝智子・飯野理恵・嶋澤順子・小巻京子・竹村和子：地域診断の実習・演習における教員の評価視点—ルーブリック開発のためのパフォーマンス評価の規準となる内容の探索—, 日本地域看護学会誌, 19(3)：6-14, 2016.
3) G. Wiggins, J. McTighe（西岡加名恵訳）：理解をもたらすカリキュラム設計—「逆向き設計」の理論と方法—, 日本標準, 47, 2012.
4) 細谷俊夫他編：新教育学大事典第4巻, 第一法規出版, 521-522, 1990.
5) 梶田叡一：教育評価　第2版補訂版, 有斐閣双書, 2-3, 91-92, 2002.
6) 吉本均編：講座現代教育学5, 現代教授学, 1978.
7) 橋本重治：指導と評価, 教育評価基本用語解説, 自己評価の項, 日本教育評価研究会誌臨時増刊号, 29(8), 38, 1983.
8) 梶田叡一：教育における評価の理論, 金子書房, 91-100, 1974.
9) 松下佳代：パフォーマンス評価による学習の質の評価—学習評価の構図の分析にもとづいて—, 京都大学高等教育研究, 18, 75-114, 2012.
10) 文部科学省：学士課程教育の構築に向けて, 平成20年12月24日, http://www.mext.go.jp/component/b_menu/shingi/toushin/__icsFiles/afieldfile/2008/12/26/1217067_001.pdf（2018年11月9日）
11) 文部科学省：新たな未来を築くための大学教育の質的転換に向けて～生涯学び続け, 主体的に考える力を育成する大学へ～, 平成24年8月28日, http://www.mext.go.jp/b_menu/shingi/chukyo/chukyo0/toushin/1325047.htm（2018年11月9日）
12) 日本看護系大学協議会：看護学士課程教育におけるコアコンピテンシーと卒業時到達目標, 平成30年6月, http://www.janpu.or.jp/file/corecompetency.pdf（2018年11月9日）
13) 木村誠子他：看護実践能力を育成する教育方法と評価の文献的考察, 広島国際大学看護学ジャーナル, 9(1), 25-34, 2011.
14) 石井英真：活用する力を評価するパフォーマンス評価, 看護教育, 55(8), 691, 2014.
15) 三宮真智子：メタ認知—学習力を支える高次認知機能, 北大路書房, 2, 2008.

索引

数字・欧文

数字

1歳6か月児健康診査　83, 100

P

PDCAサイクル　39

和文

あ

アウトリーチ機能　81, 98
アクティブ・ラーニング　108

い

意思決定　97
意思決定を援助　97

う

受け持ち地域住民　81, 98
受け持ち地区　28
受け持ち地区制　2

え

援助の優先度の判断　114
援助場面　115

か

介護予防事業　35, 36
回復力　97
介護負担軽減　103
学士課程教育　108, 112
学習目標　2
学習支援　106, 108
学習主体　107
学習段階　110
学習到達度　110
学習目標　110, 112
家族員一人ひとり　97
家族支援の方法　114
家族を援助の単位　101
家族を含めた援助提供方法
　81, 82, 94, 97, 99, 101
活動計画　33, 38
活動計画の立案　113
活動評価計画　11
家庭生活　97
家庭訪問　6, 80, 114
カリキュラム　104, 111
関係づくり　101
看護学士課程教育　104, 108, 112
看護学士課程におけるコアコンピテンシー　109
看護過程　4, 10, 25
看護過程展開方法　81, 82, 94, 97, 99, 102
看護観　106
看護基礎教育課程　7, 104
看護ニーズ　115
看護の目的　81, 82, 95, 96, 99, 100

き

企画評価　11, 39, 40, 54
既存サービス　98
教育的対応技術　97
教育評価　107
教育プログラム　111
教授主体　107
行政組織に所属する看護職　103
行政組織に所属する保健師　80

け

計画立案　35
形成的評価　107, 108
継続した家庭訪問の特徴　114
継続訪問　81, 82
原因の原因 cause of cause　6, 17, 42
結果評価　11, 39, 40, 55
健康格差　6
健康課題　36, 39, 81
健康管理　81
健康の社会的決定要因　6

こ

個・集団・地域の各レベル　11, 36
高次の認知能力　112
公衆衛生　82, 93, 95, 96
公衆衛生看護　2
公衆衛生看護学　8
公衆衛生看護活動　2
公衆衛生看護の理念・原理原則　11, 28, 29, 31, 33, 34, 36, 37, 105, 111
公衆衛生の理念　81, 93, 99, 100
行動目標に基づく評価　109
個別アプローチ　114
個別支援　6
コミュニティ　1, 10, 28, 34, 111
コミュニティ（地域）の健康課題　6
コミュニティアズパートナーモデル　4

117

索 引

コミュニティのアセスメント　4, 6
コミュニティの強み　19
コミュニティを対象とした看護過程　25
根拠に基づいた実践　33

さ
サービス・保健事業　103
在宅看護　80

し
次回訪問日　97
しくみづくり　4, 16, 19, 34, 111
思考過程　105, 109
自己教育力　108
自己評価　2, 106, 108, 109
自己評価能力　108
自己評価ルーブリック　114, 115
システムづくり　34, 111
実効可能性　39
実施評価　11, 39, 40, 54
質的データ　29
質的データの解釈　29
指導と評価の一体化　107, 110
社会資源　11, 16, 18, 19, 24, 27, 28, 31, 33, 34, 94, 98, 99, 103, 111
社会的環境　11, 16, 18, 19, 24, 27
社会的要因　16
社会福祉協議会　13
周囲の住民　98
住民主体　11, 36, 37
重要概念　104
身体機能レベル　101
信頼関係構築　99

せ
正解のない問い　112
生活機能状況　81, 82, 93, 100
生活する人　11, 16, 18, 19, 24, 27

生活を見る視点　81
専門的実践家　7
セルフケア能力の向上　81
潜在ニーズ　81, 94, 102
全住民の健康管理　81, 82, 94, 98, 99, 102

そ
総括的評価　107
相談的対応技術　97
ソーシャルキャピタル　34, 111

た
対象の優先順位　81
対象の尊厳　96
短期目標　11, 36, 38, 39

ち
地域／公衆衛生看護　1, 4, 6, 104, 111
地域／公衆衛生看護実践　5
地域／公衆衛生看護の教育　104
地域／公衆衛生看護の手段　114
地域看護学　8
地域ケアシステムづくり　6
地域ケア体制づくり　4
地域診断　11, 12, 28, 33, 74, 104, 111, 113
地域生活集団　4, 106
地域全体への責任　29
地域組織活動　4
地域での生活　11, 16, 18, 19, 24, 27
地域の健康課題　7, 11, 16, 19, 28, 74
地域の情報　11, 28
地域の強み　45
地域包括ケアシステム　8
地域包括支援センター　10, 12, 13, 31

地区活動　3, 5, 6, 10, 11, 35, 112, 114
地区担当制　2
長期目標　11, 36, 38, 39

つ
強み　45

と
統合カリキュラム　7

ね
ネットワーク化・システム化　4

の
能動的学修　108

は
パフォーマンス評価　106, 108, 110
判断基準　105

ひ
人々に直接働きかける方法　4, 5, 6
批判的思考　109
評価規準　109
評価計画　39, 54, 74
評価指標　11, 39, 40, 54
評価主体　107
評価水準　109, 110
評価対象　107
評価の考え方　106
評価の観点　110
評価方法　11, 39, 40, 54
評定　107

ふ
フレイル　35, 36
文脈化と脱文脈化　112

へ

ヘルスケアのしくみ　4, 5
ヘルスケアのしくみをつくる方法
　4, 5, 6
ヘルスサービスのニーズ　4
ヘルスニーズ　7
ヘルスプロモーション　4

ほ

訪問看護　80
訪問看護制度　100
保健師が取り組む課題　11
保健師教育課程　7
保健事業の評価　74
保健師の思考　10
保健師の役割認識　25
母子保健推進員　83
ポピュレーション　34, 111

み

民生委員　13

め

メタ認知　112
メタ認知能力　112

も

もののみかた（理念や原理原則）
　112

問題解決能力　97

よ

予防重視　11, 29, 36, 37

り

量的データ　29
量的データの解釈　29

る

ルーブリック　106, 108, 109, 110

あとがき

　大学で地域／公衆衛生看護学を教授する立場になり20年以上になります。初めて授業を担当することになった時以来，毎回の授業の準備にはかなりのエネルギーと時間を注いできました。そのような中，学生からフィードバックされた忘れられない言葉があります。「先生の授業は学生のことを考えていない」。ちょうど概論を担当するようになって数年経過した頃で，どのような内容をどのような順番でどのような方法で伝えていくか，自分なりに手ごたえを感じ始めていたので，この言葉には虚をつかれた思いでした。こんなに授業の準備に時間とエネルギーを注いでいるのにどういうことか？

　その後公衆衛生看護の教授学習法の研究に取り組む中で，たびたびこの言葉を思い出し，そしてこのようなフィードバックをもらった理由に思い当たるようになりました。長い間私は，何を伝えるかを考えることにエネルギーを注ぎ，学生がそれをどのように受け止め，消化するのかを考えることができていなかったのです。講義で話したこと，実習や演習で説明したこと，それが学生にどのように伝わっているのか？そのことに注意を向けることができるようになったのは，大変恥ずかしながら，ほんのここ数年のことです。

　このワークブックは授業を受けた多くの学生の様々なフィードバックを，同じように地域／公衆衛生看護を伝えることに熱いエネルギーを注いできた仲間の教員たちとディスカッションし，生み出した成果の途中報告です。教員が伝えたいことを伝えれば，学生はそのまま受け止めて学ぶというわけではない。そのことはよくよく理解できるようになりました。しかしながら，どのような状況を作り，どのようなヒントや問いを投げかければ，学生の学ぶ頭の動きに合わせて，学生が学ぶことを適切にサポートできるのか？この問いへの答えはまだまだ研究中です。読者の皆様からのフィードバックをもとに，公衆衛生看護の深い学習を助ける教材とその教授法を，今後もバージョンアップしていきたいと思っています。

　このワークブックは，「大学間連携による地域看護学教育ファカルティデベロップメント戦略会議」の参加メンバーの地域／公衆衛生看護学教育の実践知を形にしたものです。本会メンバー諸氏に深く感謝申し上げます。また，このワークブックの一部は，平成28～30年度の文部科学省科学研究費補助金を受けて行った研究の成果です。この研究に共同研究者として参加していただいた，飯野理恵氏，小巻京子氏，竹村和子氏，山本大祐氏に心から感謝申し上げます。最後に，私たちの授業にフィードバックをくれた学生たち，教材資料作成に様々な形で協力してくれた学生たちにも感謝申し上げます。

2018年12月　　牛尾裕子

編著者略歴

牛尾　裕子

1990年千葉大学看護学部卒業。1992年同大学院看護学研究科博士前期課程修了。兵庫県保健師3年間勤務。1995年より兵庫県立看護大学助手。2000年千葉大学大学院看護学研究科博士後期課程修了（看護学博士）。2000年より千葉大学看護学部助手，2001年同講師。2005年より，兵庫県立大学看護学部准教授。

佐藤　紀子

1987年千葉大学看護学部卒業。四日市市保健師4年間，滋賀県保健師4年間勤務。1996年より滋賀医科大学医学部看護学科助手。2004年千葉大学大学院看護学研究科博士後期課程修了（看護学博士）。2005年より千葉大学大学院看護学研究科講師，2007年同准教授。2011年より千葉県立保健医療大学健康科学部看護学科教授。

田村須賀子

1984年千葉大学看護学部卒業。婦中町保健師11年間。1994年より富山医科薬科大学医学部看護学科助手。2002年千葉大学大学院看護学研究科修了（看護学博士）。2002年より石川県立看護大学助教授。2008年より富山大学大学院医学薬学研究部教授。

ワークブック
地域／公衆衛生看護活動事例演習

定価：本体 2,600 円＋税

2019 年 1 月 15 日　第 1 版第 1 刷発行©

編集　　牛尾裕子　佐藤紀子
　　　　田村須賀子
発行　　株式会社クオリティケア
代表取締役　鴻森和明
〒176-0005　東京都練馬区旭丘 1-33-10
TEL & FAX　03-3953-0413
e-mail：qca0404@nifty.com
URL：http://www.quality-care.jp/
ISBN 978-4-904363-75-1
C3047　¥2600E